JN240340

築基功
一生できる気功術

小林　誠　　小林純子

東京図書出版

目 次

＊築基功の動画と前立腺リハビリ気功の CD 号令は下記の QR コードからアクセスできます。

築基功の動画

CD 号令

築基功論（序に代えて）

(1) 築基功の歴史

　約東漢末年（126－144）、中国本土の宗教道教誕生。道教の最初の最高宗旨は信者道士が長命百歳、長寿不死を追求して仙人（**仙人**の住所を**仙洞**と称す）になることです。（仙人の思想は中国にすでになくなり、日本に未だ影響があり、上皇さまのお住まいを仙洞御所と称す）。そのため、保健方法の研究が重要になります。晋朝（5世紀）、許遜氏が保健方法を研究する専著『浄明宗教録』の中で初めて名詞**"気功"**で保健方法を示しました。最も代表的な保健方法は築基功です。道教が道士のため創設された気功の中には、築基功以外、未だ大周天、煉神還虚、煉虚合道等、更に難しい気功があります。千年以上の実践を洗練し、原理易憧、功法易学、効果易顕の**三易気功**の築基功が流伝して残ってきましたが、他の道教気功が不人気になりました。

(2) 私と築基功との縁

　1992年4月㈱ソキア上海事務所長に就任し、同年12月頃、右眼が加齢黄斑変性末期（黄斑孔）、また左眼も悪い方向へ進行していると診断されました。その時、この眼病は治療手段、予防手段もなく、とても困った状態に陥りま

した。その後、友人の紹介で1993年4月、太極八卦気功大師張瓊芳の門下になり、恩師の新作（『太極八卦気功と眼病治療』）をいただきまして眼疾治療を受けはじめ1年間、気功を修練しました。すると、左眼の病状悪化が完全に止まり、治りました。その後、日本に帰国する際、恩師に感謝の意を表しますと、恩師から"日本に帰っても、太極八卦気功を継続して、より素晴らしい成果を出してください"と励ましのお言葉をいただきました。帰国後も、恩師に常に感謝しながら気功を修練してきました。その後、病状も安定しており、こうして、私は気功愛好家になりました。数年前、別の用事で中国に行った際、恩師が勤めていた中学校を訪ねてみましたが、学校担当の話によると、恩師は数年前すでに高齢で亡くなってしまったとのことでした。太極八卦気功の現状について聞いたら、恩師の後の人がないので太極八卦気功が滅びる状態に

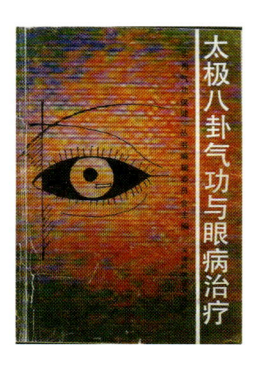

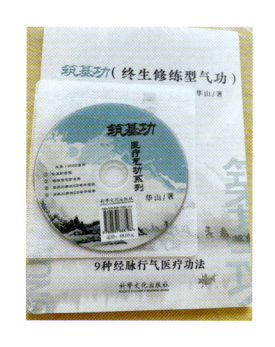

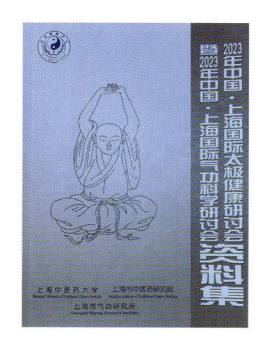

なってしまったとのことでした。とても悲しい結果でした。帰国後、私が恩師に恩を返すため、眼のリハビリ気功研究会を品川で設立し恩師の太極八卦気功の普及を決心して、全力を尽くしました。その後の30年間で一筋築基功を宣伝したり、修練したりしながら研究してきましたが、2023年5月、中国で『築基功・医療気功系列』が出版されて2023年10月の中国上海国際気功科学研討会で評価されて、私が書いた『略論拙著"築基功・医療気功系列"の創意』という論文が当研討会の論文集に採用されました。

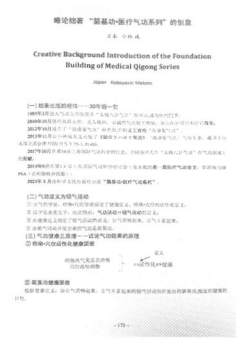

(3) 築基功の健康原理

　築基功を修練して健康長寿を齎す目的がありますが、でも健康というのは一体なんでしょうか。

　2000年前、世界最古の内科専著『黄帝内経』に人体に原動力を称す**"気"**が存在する学説があります。もし、体内の"気"の**流れがよくかつ豊富だったら、健康という。**これは漢方、東洋医学、気功の共通の健康定義です。

　道教が『黄帝内経』の健康定義、経絡、ツボ学説により、創立された築基功は原則として、内気の流れをスムーズにし、内気を豊かにすることができるものはすべて築

基功と言えます。私たちが学んでいるのは、張瓊芳氏が1991年に出版した気功に関する専門書『太極八卦気功と眼病治療』の中の築基功（小環月派）です。

　築基功－疎通五功法：拍打、指圧（本書 p. 21 参考）等により、穴位を刺激して、穴位、経絡活性化を促進し内気の流れをよくさせることができ、漢方の"活気三兄弟"の漢方枸杞、川芎、丹参と同じ効果。
　築基功－内収三功法：数息気功呼吸法と内収三功法と同調で操作し、行気功法（本書 p. 33 参考）を加え、内気を豊富にさせることができ、漢方の"補気三兄弟"人参、黄芪、党参と同じ効果。

　築基功－疎通、内収功法を操作した後、内気の流れをよくさせたり、豊富にさせたりすることができ、元気を齎した。これは築基功健康原理で、築基功（建築健康基礎的気功）名称の由来です。
　私はこの健康定義に対して深刻な感覚があります。私は毎朝起きた時、健康感覚がある時は元気を感じて、ある時は疲労感を感じた。これは全て"気"と関係があり、気が不足したり、流れが良くなかったりすると、疲労感を感じます。その時、私は必ず早く築基功を修練するか或いはマッサージチェアを利用するか、必ず疲労感を改善します。

恩師張瓊芳先生の築基功効果の実例：張先生はもともと、四川省の中学の先生ですが20歳ごろ、多数の慢性病（心臓病、高血圧、十二指腸潰瘍、神経官能症、甲状腺機能亢進症、大葉性肺炎、肝腫大、尿路感染、皮膚病）を患ったが、三回大手術（乳腺癌切除、甲状腺切除、腹内腫瘤切除）を受けて、双眼の高度近視、老眼のため、先生の仕事を辞めました。後、四川省仏教協会長隆蓮法師に入門して築基功を修練しまして、慢性病が段々改善して、ある病が自癒して、眼病も改善しまして気功愛好家になりました。（恩師の著書『太極八卦気功と眼病治療』より）

私の築基功効果の実例：
　免疫力：免疫力の血液検査データが高い：F-LC-λ：32（4.44～26.18）、F-LC-K：31（2.42～18.92）
　第3回ワクチン後抗体価1万以上（平均500以上）。
　自律神経平衡力：平衡力失調の未病状の便秘、不眠、肩痛、頭痛、畏寒等が一切ありません。

　私は多数慢性病を患って、長期間で、10種以上の薬を飲んできまして、不良副作用が出ていませんが、病状も安定して、慢性病と共存しておりますが**体内自癒力が**比較的高いと言えます。
　すでに85歳高齢の私は拡大鏡を使わずに新聞、雑誌を

読み、常にイヤホンを利用して音楽を聴く等聴力が正常です。

　目前、シニアレジデンスに入居してからすでに２年以上になりますが、生活の趣味を追求したり、求知の欲望を追求したりする情熱が減っておらず、院内の各種活動に積極的に参加しています。心、体がすべて向上状態になり、築基功の効果があると思います。

⑷ 築基功の操作三きまり

　人類のいかなる活動の場合でも、思惟、呼吸、肢体三活動が同時に存在する。"気功"を修練する活動のとき、思惟、呼吸、肢体活動のきまりがあります。気功三きまりは気功を修練する時、思惟活動、呼吸活動、肢体活動に対しての特別な要求されたきまりで、他の体操などはそれらのきまりがあまりなさそうです。道教は長期な宗教活動の中で、自分の思惟、呼吸、肢体活動の特別な形式を作っております。宗教施設場所、読経、宗教儀式などで、思惟活動が全て閉鎖、内向を重視する。呼吸活動は数息を重視し、肢体活動は坐禅、リラックス状態を追求します。もちろん、気功を修得する際にも、既に作った自分の思惟、呼吸、肢体活動の形（いわゆる気功三きまり）を堅持しなければならず、気功三きまりは道教の気功への重要な貢献である。気功活動と普通の体操活動の時の思惟、呼吸、肢体活動の区別は次の通りである。

	体操活動	気功活動
肢体活動	**有酸素**活動	鍛"気"活動（調身という）
思惟活動	自由、開放、特別なきまりがなく、**外向型**	雑念排除、気功要素に専念して特別なきまりがあり、**内向型**（調心という）
呼吸活動	普通**生理呼吸**	**数息気功呼吸法**（調息という）
健康効果	内臓、筋肉、耐久力等が増強する効果	体内自癒力（免疫力、自律神経平衡力等）を増強する効果

　築基功を修練する時、操作三きまりを堅持し、倍以上の健康効果を齎す。これは気功と体操の根本的な違いで、そうしないと操作は気功ではなく、体操です。

(5) 築基功の愛称 —— 一生できる気功術

　60歳を過ぎると、毎日の屋外でのウォーキング、スポーツセンターでのさまざまな筋力トレーニング、近くの小学校の無料屋内水泳、自転車、愛好の気功を楽しんでいます。しかし、よく考えてみると、いつかこれらの練習ができなくなったら、どんな練習をすればいいでしょうか？数年後、ボランティアで気功を教えていたとき、高齢の生徒の間で、築基功は高齢の生徒に非常に適しており、一生練習できるということを知り、日本で気功を普及させることを目的として、自費出版することにしました（2015年

11月)。拙著の表紙に「一生できる気功術」という言葉が大きく掲載されました。私は現在85歳で、シニアレジデンスに入居していますが、上記のような毎日の練習はほとんどできませんが、でも築基功は毎日続けることができます。築基功は一生続くと信じています。築基功は次のような特徴があります。

①**安全性**：操作時、両足を動かさない（転倒しにくい）、活動範囲が少なく、屋内でいつでも練習できる。

②**利便性**：気功呼吸＋簡単な肢体活動、全ての操作で椅子に座って練習できる（疲れにくい）、高齢でも楽にできる。

③**随意性**：動作回数、築基功－疎通・内収、組み合わせは随意。全部練習してもいいし、一つだけ練習してもいい。

④**築基功**：道教が信徒の健康と長寿のために開発した築基功は、他のリハビリ気功の基礎であり、生まれつきの一生できる気功術の意味がある。尚、座式築基功、躺式築基功も開発されており、本当に一生できる気功術になります。

2016年に日本の若手政治家の会合で「人生100年時代」という概念が初めて提唱されて以来、日本社会ではさまざまな生涯体操が生まれ、今、一生できる気功術が「人生100年時代」に相応しい気功術と思います。

⑹ "築基功" の修練

①まず動画を視聴します（気功界で初めてできた字幕、動作、号令を同時収録した気功動画、約15分）。

第一段階（約3週間）：動画を見て、体操のような動きを真似すると、体操の段階になります。

説明：上部の字幕は、築基功の構成は準備、疎通、内収、収功の4部分から構成されていることを示しています。

下部の字幕は築基功の号令を示し、功法の名前、順序、ポイント、呼吸など気功要素を号令しています。

築基功－準備の基本姿勢の内容は（本書 p. 29）規定を参照してください。

第二段階：動画を見ず、号令を聴くだけで、修練を熟達する。

説明：その時、雑念を排除し、気功要素に集中しながらいろいろな気功意念を思惟することができ、内向的な状態に促進し、調心操作ができます。同じように、動画を見ずに、号令の呼吸を聴くだけで数息呼吸をすると調息操作ができます。さらに、動画を見ずに、号令の功法の名前、順序、ポイント等を聴きながら操作すると、調身操作ができます。その時、気功段階になります。

字幕、動作、号令を同時収録した気功動画は気功三きまり操作の要です。

第二段階になると、築基功の操作ができることを認めま

す。もし、もっと気功健康原理、功法原理等を理解したいとき、文字資料を閲読してください。

②閲読文字資料（本書）

(a) 気功の基本常識（p. 17）："気功はどんな活動ですか？""築基功の健康効果""気功する時、操作三きまりをしないと、この操作は気功ではなく、体操です"。この知識があれば、今後気功を修練する際に、長期にわたり役立ちます。

(b) 築基功の功法（p. 35）：すでに第二段階の操作ができ、この部分の理解は容易だと思います。

(c) 行気功法（p. 33）：(a)、(b)の理解ができて、もっと気功の健康効果を上げたいならば、行気功法を閲読ください。

(7) 私の気功理念

●気功習慣は自分の人生の精神財産である。

●気功時間は自分の健康寿命を延ばすための投資である。

●気功功法は自分の好奇心の育成である。

●気功効果は自分の堅持力の結晶である。

●気功普及は自分のボランティアの実践である。

気功の基本知識

Ⅰ-1 　"気"の学説

　日本語の中に"気"を含む単語が
沢山あり、例えば"元気"、"病気"
です。これらの単語を見たら、"気"
というものは健康と関係ある意味で
すね。

　紀元前2世紀前後の世界最古な内
科専門書『黄帝内経』によると、

二千年前に書か
れた「黄帝内経」

長野電波技術研究所所蔵

- ●「宇宙のすべてのものには原動力と呼ばれる"気"が
  あり、人体内にも流れる"気"が存在する」
- ●体内に豊富な"気"があり、かつ"気"の流れがよい
  と、元気と呼ばれ、**健康**のことです。体内の"気"が
  不足したり、滞ったりした場合、**衰え**と呼ばれ、未病
  の疲労感のことです。長期で改善しないと、病気にな
  る恐れがあります。

　この"気"の学説は"気功"理論、漢方（日本の東洋医
学）の最も基本的な思想の一つである。"気"の学説は現
代科学で認められていません。しかしながら、数千年来、

"気"の学説と針灸、マッサージ、"漢方"、東洋医学などの実践がだんだん世界中に普及してきて、人類の健康、繁栄に多大な貢献をしてきた事実を考慮すれば、"気"の学説とその実践を否定することは到底できないというのが現実です。

　名詞"大気"、"二十四節気"などの"気"は、雄大な自然の中で感じることができる強力なエネルギーである（森林浴、日光浴、温泉などで感じることができるエネルギー）。これらの"気"と前述の体内の"気"には大きな違いがあり、体内の"気"を**"内気"**と呼び、自然界の"気"を**"外気"**と呼び、いずれも宇宙の生命のエネルギーである。

"内気"には、"先天的な気"と"後天的な気"があります。"先天的な気"は親から受けた"気"で、年を取るにつれてだんだん減っていきます。放っておくと、病気になりやすくなります。"後天的な気"とは、食事、呼吸、睡眠、運動（無自覚に"気"を補給する）など自力で補給する"気"です。高齢者が健康を維持するためには、"後天的な気"を自覚的に補充することが大切です。

　今後、教える気功の方法で、"気"を自覚的に補充することができる。

I-2　経絡・ツボ学説

①経絡学説

『黄帝内経』の中で、"気"学説以外に基本概念として経絡・ツボ学説がある。

（a）経絡系統

経絡学説は気功学の理論の核心であり、気功の修練と養生を指導する理論の基礎である。**経絡**とは、人体の臓腑、肢体を結び付け、"内気"を運行させ、細胞の新陳代謝、全身を元気にさせ、外邪を防ぎ、生体を保護する統一的な構造体系である。

体内には、肺、心、脾、腎、肝（五臓）、大腸、小腸、三焦、胃、膀胱、胆（六腑）と心包（心膜）という12の重要な臓腑があります。これらの臓腑はすべてそれぞれの導管でつながっており、これらの導管を**経絡**と呼びます。体内の縦方向に12の重要な臓腑とつながっているものを**経脈**（12条）と呼び（名称は肺経、心経、……）、**12正経**と呼ぶ。経脈は全て手或いは足を経て、手、足の位置によって、**陰、陽**に分けて名称する。尚、経脈が枝分かれして横方向に出るカテーテルを**絡脈**と呼ぶ。また、体の正・後面中央線に**任脈・督脈**がある（任・督両脈で構成される輪を**小周天循環**と呼ぶ）。督脈は背骨に沿って上行し、6条陽経と相交し、全身の陽経の陽気を調節する。

任脈は腹部（中心線）に沿って上行し、6条陰経と相交し、全身陰経の陰気を調整する。したがって、全身の陰陽の平衡を整え、自律神経平衡を守り、全身の健康を守ります。任脈、督脈はすべての12正経とつながっており、共に**14経脈**と呼ばれ、気功中の経絡系統は主に14経脈を指す。

　⒝ 経絡の活性化

　経絡の中の内気は、経絡の始点から終点方向に流れ始め、**経絡循環方向**と呼ばれる。経絡の中で、豊富かつ流れがよい内気がある場合、経絡が**活性化**（かっせいか）という。この時、各臓腑はエネルギー（"気"）が豊富で、流れがよく、機能正常；細胞新陳代謝が順調に行われ、免疫力維持；任、督脈が陰、陽を整え、陰、陽のバランス（自律神経）を維持し；諸機能が順調であるため、この時**健康**といいます。逆に、経絡の中を流れる"気"が不足し、流れが悪くなると、臓腑内のエネルギー補給が不足し、諸機能に異常が生じ、この時、体が**衰え**になります。特別な功法により、12正経の活性化を引き起こし、人体の健康状態を改善することができ、これは気功の健康効果の理論基礎です。

②ツボ学説
　⒜ ツボ系統
　経脈は体内深部で臓腑とつながっており、体表と皮膚に

接近して接続する、この接続点を**ツボ**と呼ぶ。すなわち、ツボ、臓腑、経脈の三者は密接な関係を保ち、ツボを刺激すると、経脈、臓腑内の内気流れに影響を及ぼす。上記14本の経脈には約360のツボがあり、築基功（眼リハビリ功）に関連するツボは約25個（参考附図１、２）がありますが、気功におけるツボは、正確な位置を求めず、面の概念であるのに対し、針灸におけるツボの位置は点の概念である。

⒝ ツボの活性化

ツボはさまざまな原因で、緊張した状態になり、経絡の中の"気"の流れに影響を与えます。これらのツボに適切な刺激、例えば叩く、按摩、針灸、**指圧**（中指で、ツボを押しながら５：４数息呼吸し、吐５秒の時、最高まで圧力をかけ、吸４秒の時、最低まで、圧力を減り、今度、適当の時、実践する）を与えると、これらのツボは開放された状態になり、関連する経脈中の"気"の流れ状態を改善することができ、**ツボ活性化**と呼ばれる。これは針灸、按摩等中国伝統医の効果の基礎である。

人の気持ちが楽な状態や、肢体がゆったりしているとき、即ち、心、体が**リラックス状態で**、ツボが活性化しやすくなります。ストレス（自律神経のバランスが崩れている）の場合、あちこちのツボが閉塞状態になり、関連する経脈の中の"気"の流れが悪くなると、さまざまな不調

（未病）が現れます。ツボの状態と自律神経には密接な関繋があり、ツボには“気”の流れを管理する機能があります。

　ツボ活性化後、経絡の中の“気”の流れがよく、経絡の活性化を齎すことになり、経絡の活性化後、ツボも必ず活性化になり、即ち、

経脈活性化⇔穴位活性化（お互い連動する）

　尚、

経絡の中、内気の流れがよくかつ豊富
リラックス後、ツボは開放状態に　　　｝　**活性化⇔健康**
なりやすい

が成立、**活性化健康原理**と称す。

■隠態システム、顕態システム
“気”、経絡・ツボ学説は、人体の生命に対する一つの認識であり、その正確性は実践または精密機械で確認しなければならない。“気”、経絡などの物質の存在は、今まで発見されておらず、その正確性が疑問視されている。しかし、“気”、経絡・ツボ学説に基づいて創設された針灸、マッサージ、漢方医学などが数千年の実践を経て、次第に世界に普及し、人類の健康、繁栄に重要な貢献をした事実

は、学説の正確性が実践的に証明され、世界に認められたことを否定できない。最近、中国医学界は二系統説を提唱した。人体には二つの系統が存在し、一つは"気"を中心とした隠態系統（中医・薬学の研究方向）であり、もう一つは物質・肉体を中心とした顕態系統（西医・薬学の研究方向）（第14回上海国際気功科学シンポジウム2017年9月27〜29日、論文集より）であり、世界の議論を引き起こした。

I-3　気功活動の定義

　漢字は表意文字で、気功の"功"の字は工（工作）と力（努力）を組み合わせたもので、**功**の意味は**鍛える**ことに相当するでしょう。鍛えるとは、何度も繰り返すことで、卓越した成果が得られるという意味です。鍛鉄の意味：高圧、高温などの条件下で、無数の鍛打によって良質な鋼材に鍛え上げる。つまり、気功とは"気"を鍛えることを意味し、長い間、繰り返しの稽古（気功）を経て、優れた気功効果が得られます。私は定年後、ほぼ毎日、気功を修練してきましたが、気功歴が既に25年以上になりますので、前述の通りたくさんの卓越した気功効果を獲得しております。

　"気"学説、経絡・ツボ学説、健康定義により、

気功活動定義＝"気"を鍛える活動
→元気になる方法→"気"の<mark>流れがよく</mark>かつ<mark>豊富</mark>
二つの活動

第一活動：「内気」の<mark>流れをよく</mark>させること
　　　　　つまり、新陳代謝を保持し、体の健康が保たれる

第二活動：「内気」を<mark>豊富</mark>にさせること
　　　　　つまり、体内エネルギーを増やし、体の健康を増強する。

　気功の二つの活動により、開発された**築基功**は、"内気"の流れをよくさせたり、"気"を充実させたりするので、経絡、ツボ系統の活性化を齎しました。
　即ち、

$$築基功⇒経絡、穴位系統活性化⇔健康$$

が成立、これを**築基功健康原理**と称す。

I-4　気功修練の三きまりとその操作

　前述の通り気功三きまりは気功を修練する時、思惟活動、呼吸活動、肢体活動に対しての特別に要求されたきまりで、他の体操などはそれらのきまりがあまりなさそうです。気功三きまりは道教の気功への重要な貢献である。

①きまり一　調心　内向状態

調心は気功を練習する際の思惟活動のきまりで、気功を修練する成功の核心であり、三きまりの中で最も重要なきまりである。

調心きまり：気功を練習するとき、気功要素（基本姿勢、功法名、呼吸数、動作順序、回数など）に注意力が集中し、全意識が内向状態になる。

日常の思惟活動は外向状態であり、気功の内向状態の思惟活動とは絶対的に異なる。気功をするときは、思惟活動の状態（外向き→内向き）を調整しながら行う。気功をするときに外向状態の思惟活動を採用すると、気功ではなく普通の体操をしていることになる。

三きまりの中で、最も難しい操作は調心であり、全意識が内向状態になりやすいように、道教の"心系一カ所"、"数息法"の方法に基づいて、本教材は調心の操作可能な方法である"5：4数息呼吸法"、"聴号令動法"、を提案した。これについて、気功きまり二調息、きまり三調身を説明する時詳しく説明する。

日本医科大情報科学センター河野貴美子研究員がプロの気功師の"内向状態"の脳波を測定したところ、α波（波長：8〜13ヘルツ）であることが判明した。一般的な人はリラックス状態のとき（**リラックス**とは、身体や心の

緊張をほぐし、ゆったりくつろぐ**状態**の事を言います）脳波も α 波を示すため、思惟活動の "内向状態" と "リラックス状態" は密接に関連することがあり、

思惟の内向状態　⇔　リラックス状態

　これを**河野関係**と称す。

　尚、リラックス状態は気功学に対してとても重要な概念ですので、今後、代わりに専用の気功術語 "**放松**" を使い、**リラックス状態＝"放松" 状態**とする。

　日本において長寿老人に対しての調査により、100歳以上の長寿者（約9万人以上、2022年の資料）の共通性格は常に心、体は放松状態を保ち、即ち、自己のことに**心配不要で（ストレスなし）**、他人のことに**寛容（怒りなし）**、世の中のことに**固執しないという "三不処世哲学"** の持ち主です。この放松状態は生まれつきの性格で後天の養成は難しいと思います。

　即ち、

調心 ⇔思惟の内向状態⇔放松状態（河野関係）

　リラックス（放松）状態は医学上で副交感神経が活性化の状態で健康に良好な状態ですが、この状態になる日常の方法は深呼吸、日光浴、水を飲む、徒歩、入浴、趣味活動、睡眠等があり、後述の気功功法（聴号令動法、気功数

息呼吸法等）により、自己養成も可能です。現代医学はリラックス状態、思惟の内向状態で、人体の免疫力、自律神経平衡力を向上する効果があることを論証しましたが、気功における調心の重要性を示した。

②きまり二　調息(ちょうそく)　５：４数息呼吸法＋呼吸、動作同調

　調息は気功を練習する際の呼吸活動のきまりで、原動力でもあり、三きまりの中の源泉である。

"呼吸"を１回することを、**１回運気**と言います。全意識が内向状態になりやすいように、道教が**数息法**を提唱する。即ち、呼吸しながら呼吸時間を数えます。１回運気には呼吸時間比は５秒：４秒の呼吸法は**５：４数息呼吸法**と呼びます。呼５、吸４という時間関係は私が長年高齢者気功を教えてきた経験から得られたもので、高齢者グループに適した呼吸法であると思います。５秒：４秒呼吸法を身に着けるため、特別作った"築基功動画"（字幕、号令、動作三同調）の号令を聴きながら吸って１、２、３、４；吐いて１、２、３、４、５を厳守して呼吸します。そうすると、５：４呼吸法の健康効果を実感します。

　１回運気（９秒）しながら、一つ動作を完了するということを**呼吸・動作同調**と呼ぶ。５：４数息呼吸法＋同調を**小林呼吸法**と呼びます。これは私が2015年11月日本で『眼のリハビリ気功』(p. 69) を出版した時に初めて提唱した呼吸法で、日常の生理呼吸とは決して同じではありません。

調息きまり：口を閉じ、鼻を使い、小林呼吸法を採用します。

　５：４数息呼吸法と呼吸・動作同調に集中すると、内向状態の実現にも有利になります。即ち、

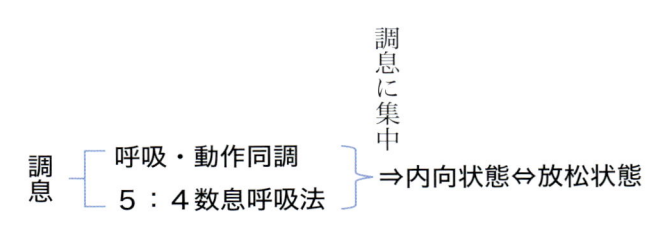

　　　　調息⇔調心（相互聯系）

　医学実験から、呼吸と自律神経系は非常に密接な関係があり、全意識が吸うことに集中すると、瞳孔が拡大し、腸鳴が弱くなるなどの交感神経興奮現象を引き起こすことがわかった。吐くことに全意識が集中すると、瞳孔の縮小、腸鳴の亢進などの副交感神経興奮現象が起こる。築基功－内収を修練する時、全意識が集中して多数回の吸い、吐きと呼吸を繰り返し操作することで、交差して交感神経（陽）、副交感神経（陰）の興奮を引き起こし、自律神経系、即ち陰、陽を調整する有効な方法である。纏めると、数息呼吸はとても素晴らしい健康効果（陰陽調整、放松状態＝健康状態）を齎す簡単（どこでも、何時でも）有効な

保健方法だと思います。

　拙著が2015年11月出版後、2017年11月から、日本で、5：4数息呼吸法に似ている呼吸法の専門本が多数出版されました。例えば、6：3呼吸法（長寿呼吸法）、5：5呼吸法＋同調（上月式呼吸法）、8：4呼吸法（酸素たっぷり呼吸法）、4（吸）：4（停止）：8（呼）呼吸法（超呼吸法）、5：5呼吸＋5無呼吸（新呼吸法）等あり、これらの呼吸専門本が古老な数息呼吸法のいろいろな健康効果を教え、数息呼吸法の強力な生命力を示します。

③きまり三　調身<ruby>調身<rt>ちょうしん</rt></ruby>　基本姿勢・聴号令動法<ruby>聴号令動法<rt>ちょうごうれいどうほう</rt></ruby>・放松状態⇔
　　　　　　内向状態
　調身は気功を練習する際の肢体活動のきまり、気功を修練する基礎である。

■調身きまり1
　気功中、基本姿勢を堅持する。この基本姿勢は気功に最適な姿勢であり、修練者の悪い姿勢を改善し、内気の円滑化に役立つ。
　基本姿勢：直立姿勢を採用し、人差し指と親指で組んでいる円環、頭から足までの五つの重要な部位の姿勢に次の規定を定める。

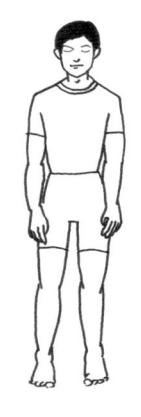

頭：正視、眼微閉
　　口：閉、舌触顎
　　肩：放松、手下垂
　　背骨：伸び、胸張る
　　足：足間同肩、十指圧地

■調身きまり２　聴号令動法
　道教の**心系一力所**により、本書は調身の操作方法**聴号令動法**を提案し、即ち気功の修練中、道場専用の築基功動画に沿って、動画の号令を**聴いて**基本姿勢、功法名、動作順序、回数、呼吸数等に集中しながら、**動作**する。そうすると、雑念を排除し、調心操作（内向状態）を堅持しやすくなります。
　即ち、

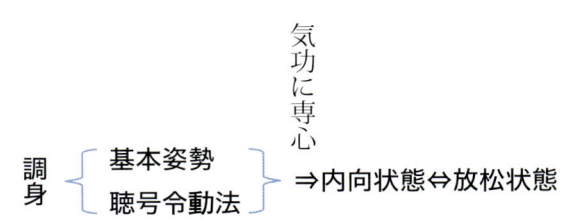

調身 { 基本姿勢 聴号令動法 } 気功に専心 ⇒内向状態⇔放松状態

　上述のまとめ、三調（調心、調息、調身）は緊密の関係があり、最終で、放松状態に繋がり、健康効果を齎した。
　即ち、

調心、調息、調身三きまり⇒内向状態⇔放松状態⇔健康

が成立、**三きまり健康原理**と称す。

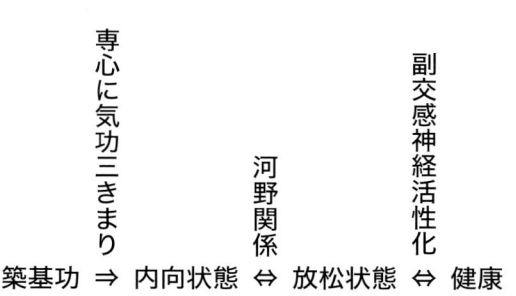

専心に気功三きまり　　河野関係　　副交感神経活性化

築基功 ⇒ 内向状態 ⇔ 放松状態 ⇔ 健康

　調心、調息、調身は**三調**と言い、調心を核心とし、調息を動力とし、調身を基礎とし、三者が互いに繋がり、互いに協力してこそ、三調は放松状態に繋がり、経絡、穴位系統的活性化になり；臓腑機能正常、陰陽バランスの整え；自身の潜在力（免疫力、自律神経平衡力）を向上し；病邪を除去し、健康の恢復を齎し、気功効果の最終目的を達成することができる。三調は**三技能**とも呼ばれ、一つの能力だと思います。努力して身に付けると、一生の健康財産になります。　気功三きまりを離れて気功（いわゆる新興気功）をするのは、実は気功ではなく一般的な体操をしています。

1986年、『中国に於いて、世界で初めて、現代医学の理論、技術により、針灸・気功の実践は人体の免疫力向上、自律神経の整え等にどんな効果があるか』という研究が始まりました。15年を経て2002年4月『針灸と免疫』という論文専著（2002年6月中国人民衛生出版社）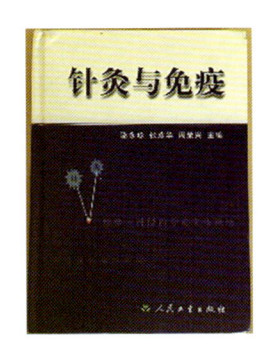で気功など（含む三きまり）の実践は人体の免疫力向上、自律神経の整えに効果があるという結論が発表されまして世界で熱烈な反響が起こって、道教信徒先祖が創設した築基功の知恵を証明しました。

　まとめ：気功活動と普通の体操活動の時、思惟、呼吸、肢体活動の区別は以下のようになる。

	体操活動	気功活動
肢体活動	有酸素活動	"気"を鍛える活動
思惟活動	生まれつきな外向型、周りの影響を受けながら思惟する	練習が必要な内向型、周りの影響を排除しながら思惟する
呼吸活動	生まれつきの生理呼吸	練習が必要な気功数息呼吸法
健康効果	内臓、筋肉、耐久力等の向上	体内潜在力（免疫力、自律神経平衡力等）向上

　だから、気功活動の三きまりは体操と全然違い、体に対しての効果も全然違うことが分かります。

I–5　行気功法

　気功修練者が自分の考えにより、**数息呼吸**しながら、"気"の流れを**瞑想**する意念操作を**行気功法**と称し、略称**行気**、調心操作でもある。中国に於いて、一番古い気功文物として戦国初期の"行気玉佩銘"があり、銘文により、呼吸と行気は密接な連係があり、呼吸に専念すると、"気"は上下流動の気感があり、行気の名称の由来です。行気は"気"が体内の経絡、ツボの中に流れ、拡散することによって、経絡、ツボの活性化を促進し、瞑想の心理活動に専念して、内向状態、心、体の放松状態の連係を促進し、気功効果向上の目的を齎した。"行気"感覚は"気"の流れ途中にいろいろな刺激であり、"行気"感覚が有か無かによって、気功効果が有無になります。行気は調息、調心合わせての功法であり、重要な気功技巧であり、マスタ後、終生利用できる健康法である。

一個重要な例え：胆経行気。胆経循環方向；源於太陽、繞行耳部後下行経肩井、貫通横隔膜後、出環跳、沿大腿、下腿外側諸穴位在第４指外側止。

行気同調表：

呼吸	一回目 5：4呼吸	二回目 5：4呼吸	三回目 5：4呼吸	四回目 5：4呼吸
瞑想	太陽→肩井	肩井→環跳	大腿外側→ 小腿外側	→第4指外 側止
効果	足つりの激痛を改善			

第Ⅱ章　築基功 ── 一生できる気功術

Ⅱ-1　築基功 ─ 準備、疎通

築基功 ─ 準備

気功を始める前に、全意識が内向的な状態になりやすいように、気功感覚を養う為、準備功法（基本姿勢・放松功）をしなければなりません。

(a) 基本姿勢

功法：基本姿勢をとる。

号令：基本姿勢、頭姿勢、口姿勢、肩姿勢、背骨姿勢、足姿勢。

尚、聴号令動法と思惟活動は同調することが重要です。即ち、号令"頭姿勢"を聴いた時、思惟活動は"頭姿勢"に専念する。すべての気功動作は基本姿勢から始め、動作後は基本姿勢に戻る。

(b) 放松功

日常生活の中で、肢体、精神は常に緊張状態にあり、健康に不利であり、気功練習にも不利である。放松功で、全身の緊張力を頭から足まで順番に抜いていき、放松状態に

なり、心身を徐々に放松状態に整え、内気の流れがスムーズになりやすくなりますから、必ず放松功を行ってください。

功法：基本姿勢をとり、両手の親指、人差し指を円環にする。

号令：放松功、頭頂 放松（とうちょうファンソン）＝頭頂リラックスの意味（号令頭頂放松を聴きながら頭頂にあるツボ〈百会（ひゃくえ）〉が開放状態になることを瞑想する）、眼（晴明（せいめい））放松、顔（四白（かおしはく））放松、口（齦交（くちぎんこう））放松、肩（肩井（かたかたい））放松、手（労宮（てろうきゅう））放松、胸（膻中（むねだんちゅう））放松、お腹（気海（なかきかい））放松、付け根（環跳（つけねかんちょう））放松、足裏（湧泉（あしうらゆうせん））放松、肛門（長強（こうもんちょうきょう））放松、腰（命門（こしめいもん））放松、背骨（脊中（せぼねせきちゅう））放松、後頭部（脳戸（こうとうぶのうこ））放松、頭頂 放松（とうちょう）。尚、号令を聴くと思惟活動は同調することが重要です。ツボ位置（参考附図１、２）。

　終了後、指の円環をゆっくり解きながら、同時に目もゆっくり開きます。

　基本姿勢に戻りながら心を込めて１回運気する（放松状態）。

総合 放松（そうごうファンソン）（あくびの実際の経験から脳がリラックスになる）

	４秒間締める	５秒間緩める	リラックス部位
口 （あくび）	口を開け	口を閉じ	脳
目	目をしっかり閉じる	目を開ける	目の周り
肩	両肩を上げる	両肩を下げる	肩の周り
手	両手をしっかり握る	両手を離す	両手
肛門	肛門を持ち上げる	肛門を緩める	骨盤底筋の周り
足	地面をしっかりと指圧する	緩み	両足

功法：４秒間しっかりと、口、目、肩、手、肛門、足の６カ所を同時に緊張させ、５秒間口、目、肩、手、肛門、足の６カ所を同時に弛緩させる。６カ所が緊張状態から弛緩状態になることで、総合的なリラックス効果が生まれ、全身がリラックス状態に入りやすくなります。すべての動作を終えて総合放松を操作したら、内向状態の実現に役立ちます。

号令：総合放松、締め、１、２、３、４；緩め、１、２、３、４、５。

築基功－疎通
<ruby>築<rt>ちく</rt></ruby><ruby>基<rt>き</rt></ruby><ruby>功<rt>こう</rt></ruby>－<ruby>疎<rt>そ</rt></ruby><ruby>通<rt>つう</rt></ruby>

成人は物欲や消耗で内気が不足しがちなので、健康を改善するためには、まず先天の気をよく疎通しなければなりません。気功の第一活動は経絡の中の"内気"の流れをよくさせることが求められる。しかし、体内には"気"の流れを妨げる場所がたくさんあります。ツボのように、"気"はこれらのツボを通って体内を循環します。しかし、前述のように、ツボが様々な原因で常に閉塞状態にあり、"気"の流れに影響を与えるため、様々な痛みやだるさを引き起こすことが知られています。道教が創設した築基功－疎通の主な目的は、各種の"気"の流れの障害を疎通し、ツボ、経絡の活性化を促進して元気を齎す気功第一活動を行うことである。疎通方法は手回し、前後叩き、両側叩き、洗いの４種類があり、疎通はほかのリハビリ気功の基礎である。

第１功法　手回し

手を回すと、体がゆっくりと揺れてリラックスしやすくなり、さらに、両手を大きく振った後、両手にある６本経絡をマッサージして、経絡活性化を促進する効果があり、"気"の流れがよくなります。

功法： 基本姿勢をとり、左側の腰に左手を置き、右手を後ろから前に向かって円を９回描き、再び前から後ろ

に向かって円を9回描く。続いて左手も右手と同じ動作を9回します。繰り返す9×1回保健、〜9×9回治療。

号令：手回し

　　右：正1、2、3、4、5、6、7、8、9、

　　　　逆1、2、3、4、5、6、7、8、9；

　　左：正1、2、3、4、5、6、7、8、9、

　　　　逆1、2、3、4、5、6、7、8、9。

注意：手を回す時、手をできるだけ外に真っすぐ伸ばして下さい。尚、動画を見ながら修練したら身につけやすいと思います。

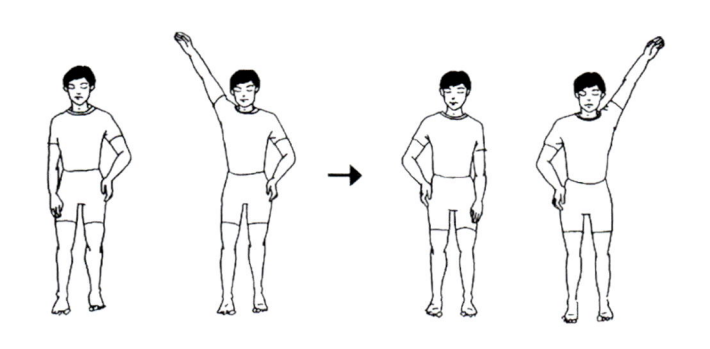

第2功法　前後叩き

　手の平、手の甲の中心で6カ所（肩・背中、胸・腰、付け根骨・尾骨）を叩きます。これらは小周天循環上の重要

なツボであり、任、督脈の活性化を促したり、"気"の流れをよくしたりして、元気の効果を齎します。目の治療にも有利である。

(a) 肩 (肩井)・背骨 (脊中)

功法：基本姿勢をとり、肩と背骨を叩き、右手の平で左肩の中央部を叩き、左手の甲で脊髄を叩く（できるだけ高いところを叩く、参考イラスト①）；さらに、左手の平で右肩中央部を叩き、右手の甲で脊髄を叩く（なるべく高いところ、参考イラスト②）。繰り返す２×９回保健、〜９×９回治療。

号令：肩・背骨１、２、３、４、５、６、７、８、one；
１、２、３、４、５、６、７、８、two。
one は１回目を示す。

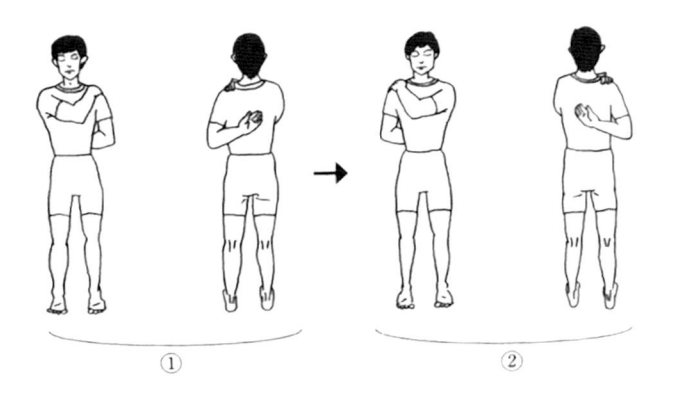

① ②

(b) 胸（膻中）・腰椎（命門）
<small>むね　だんちゅう　ようつい　めいもん</small>

功法：基本姿勢をとり、胸と腰椎を叩く、右手の平で胸
（中央凹所）を叩く、左手の甲でウエストと腰椎の
交点を叩く（参考イラスト①）；さらに、左手の平
で胸を叩き（中央凹所）、右手の甲でウエスト周り
と腰椎の交点を叩く（参考イラスト②）、繰り返す
２×９回保健、〜９×９回治療。

号令：胸・腰椎１、２、３、４、５、６、７、８、one；
　　　　１、２、３、４、５、６、７、８、two。

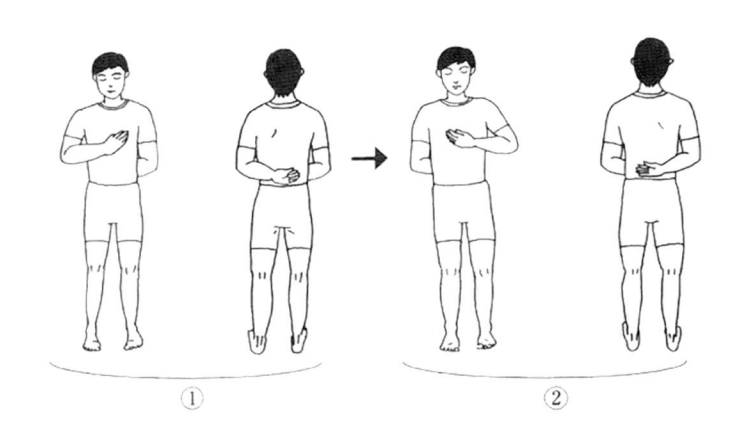

①　　　　　　　②

(c) 付け根（環跳）・尾骨（長強）
<small>つ　ね　かんちょう　びこつ</small>

功法：付け根・尾骨を叩き、右手の平で左付け根を叩き、
左手の甲で尾骨を叩く（参考イラスト①）；さらに
左手の平で右付け根を叩き、右手の甲で尾骨を叩く

　　　　　（参考イラスト②）、繰り返す２×９回保健、〜９×
　　　　　９回治療。

号令：付け根・尾骨１、２、３、４、５、６、７、８、one；
　　　　　　　　　１、２、３、４、５、６、７、８、two。

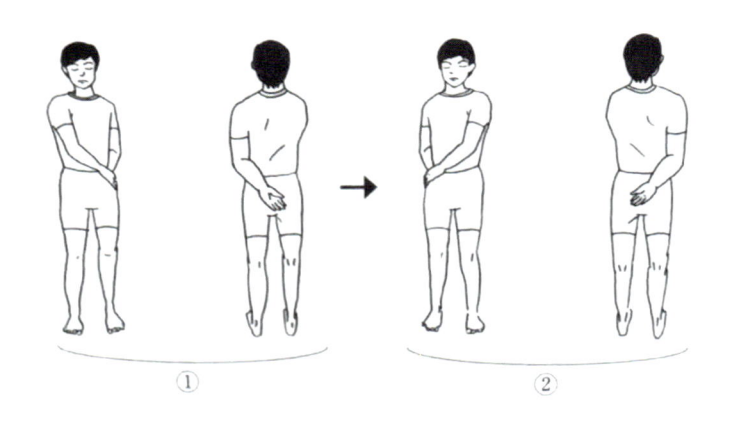

① ②

第３功法　両側（足、脊髄）叩き

（a）足

　大腿の両外側には眼に通じる三つの重要な経絡（胆経、胃経、膀胱経）があり、刺激すると活性化が促され、"気"の流れがよくなり、骨密度の向上、眼疾患の治療効果がある。

功法：両手を大腿の外側に沿って叩く：付け根から膝までの間を４回、膝から足首までの間を５回、繰り返す２×９回保健、〜９×９回治療。

号令：足１、２、３、４、５、６、７、８、one；
　　　　　１、２、３、４、５、６、７、８、two。

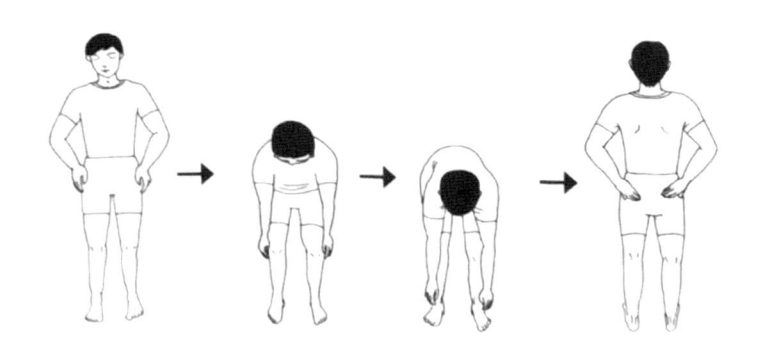

⒝ 脊髄

　脊髄両側に重要な膀胱経があり、刺激すると活性化が促され、泌尿系統機能向上の効果がある。

功法：手の甲で脊髄両側を尾骨からできるだけ上まで叩き、繰り返す２×９回保健、〜９×９回治療。

号令：脊髄１、２、３、４、５、６、７、８、one；
　　　　　１、２、３、４、５、６、７、８、two。

注意：叩く動作の時、力を入れ、薄着（参考イラスト）をしなければ、疎通の目的を達成できません。

第4功法　洗い

　手、頭、顔、鼻、耳、首などに目とつながっている経脈、ツボが多くあり、これらに刺激を与えることで各部がリラックス状態に入りやすくなり、"気"の流れがよくなり、目の機能を改善することもでき、後の眼のリハビリに役立ちます。

(a) 浴手

功法：手の平と甲をこすり合わせ、それぞれ9回こすり合わせる；十指を9回こすり合わせる。

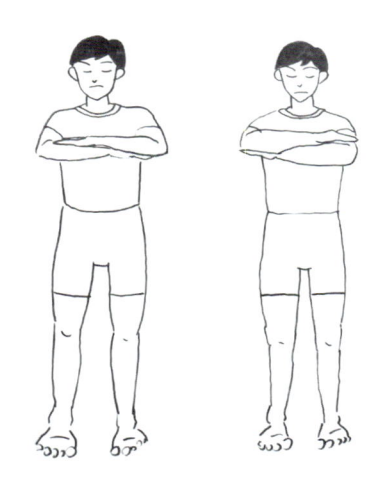

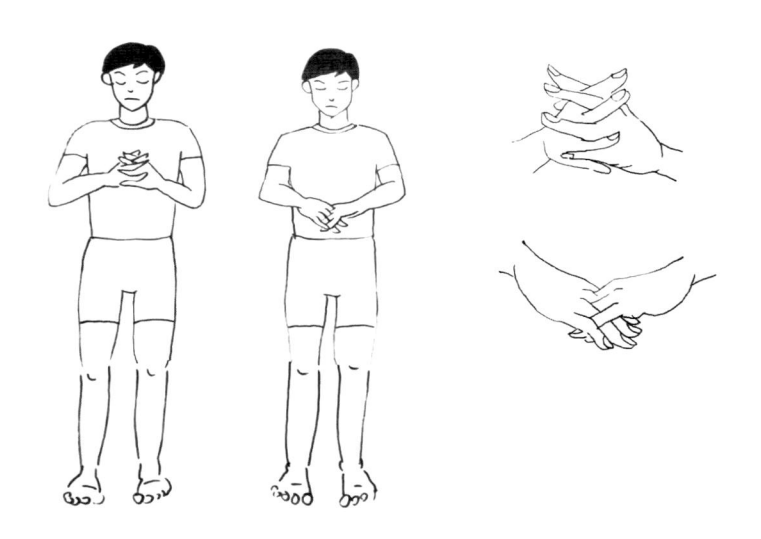

号令：掌背1、2、3、4、5、6、7、8、9；
　　　　十指1、2、3、4、5、6、7、8、9。

(b) 浴頭

功法：両手の指先で後頭部（脳戸）、頭頂部の中心（百
　　　　会）を各9回タップすることは、いずれも小周天循
　　　　環上の重要なツボである。

号令：後頭部1、2、3、4、5、6、7、8、9；
　　　　頭頂部1、2、3、4、5、6、7、8、9。

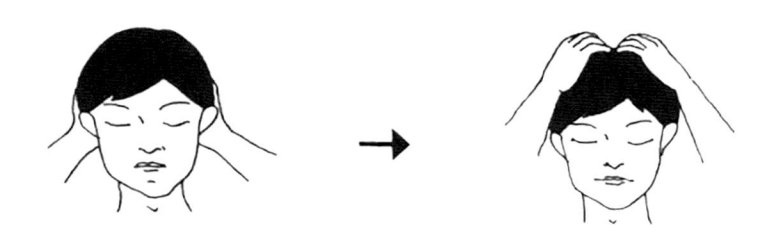

(c) 浴面<ruby>浴面<rt>よくめん</rt></ruby>

　眼系とつながっている顔のツボをマッサージすることで、目機能の改善に有利です。

功法：両手で顔を全面マッサージする（下から上へ、中央から両側へ）。

号令：浴面1、2、3、4、5、6、7、8、9。

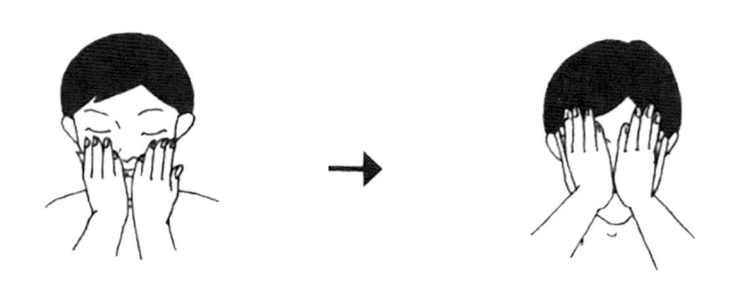

(d) 浴耳<ruby>浴耳<rt>よくじ</rt></ruby>

功法：両手の親指、人差し指で、耳の外側を、上から耳た

ぶまで、軽く9回揉む、耳たぶを9回引く；**指圧**（中指を耳たぶの後方のくぼみ〈翳風〉に合わせて押しながら指圧する〈本書 p. 21参考〉）；両手の平を耳全体に対して圧迫、解消し、9回繰り返す。圧迫後、速やかに弛緩し、耳の痛みに注意する。耳鳴りに効く。

号令：**耳もみ**1、2、3、4、5、6、7、8、9；

　　　　耳たぶを引く1、2、3、4、5、6、7、8、9；

　　　　指圧：正1、2、3、4、5、6、7、8、9、

　　　　　　　　逆1、2、3、4、5、6、7、8、9；

　　　　圧迫1、2、3、4、5、6、7、8、9。

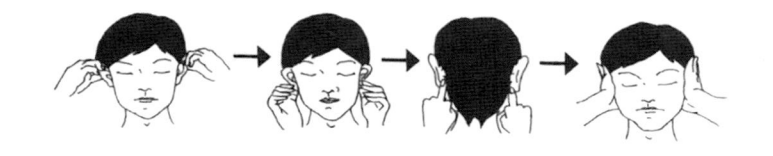

(e) 浴頸（よくけい）

功法：両手で首をマッサージする（眼系と繋がっている胆経は首を通る）ことで、風邪、咳の症状の改善と目の治療効果に役立つ。

号令：**浴頸**1、2、3、4、5、6、7、8、9。

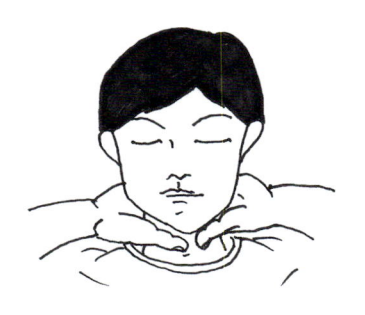

　築基功疎通が終わったら、一度総合放松、基本姿勢に戻ります。

説明：築基功－疎通後、重要なツボ、目と関連のある経脈に刺激を与え、活性化状態にし、内気の流れがよく、気功の第一活動を行い、元気な気持ちがはっきり感じられます。疎通方法には、回し、叩き、指圧、マッサージ、揉み、引っ張り、圧迫、弛緩などがあり、効果抜群の自己疎通法である。尚、疎通を操作しながら、内気がよく流れることを瞑想すると、効果が更に上がります。

II-2　築基功－内収、収功

　健康を維持するためには、後天的な"気"を自覚的に豊富にする、これが気功の第二活動です。築基功－内収とは、後天的な"気"を豊富にさせ、先天的な強さに戻ることです。内収は"外気"を効率よく経絡に吸入する功法を

教えるもので、数息呼吸法（５：４数息呼吸＋呼吸・動作同調）は"内気"を効果的に増やすための重要な方法であり、貫気、導気、循気の三功法は動作・呼吸同調して操作し、"内気"の吸入を効果的に増やし、経絡の活性化を促進することが、健康の効果を齎します。内収功法を操作する時、特別に作った"築基功動画"（字幕、号令、動作三同調）の号令を聴きながら動作することが内向状態を促進する効果を齎した。

第１功法　貫気（かんき）

　下丹田（げたんでん）（臍の下三指のところ、内気を貯蔵する場所）の前で、手を合わせて手を組んで頭の上まで伸ばしながら１回運気し、**貫気姿勢**になる（効率的で、外気を豊富にさせる重要な姿勢であり、百会、内、外労宮は外気が体内に入る主要な通過ツボである）。

功法：貫気姿勢をとり、体を右から左に倒す時、４秒間吸って、左から右に体を倒す時は、５秒間吐く。繰り返す２回。掌が反転して、徐々に下丹田に下がって元に戻りながら１回運気する（**動画参考**）。

号令：**貫気姿勢**、吸って１、２、３、４、

　　　　　　　　吐いて１、２、３、４、５。

　　　倒す、吸って１、２、３、４、

　　　　　　吐いて１、２、３、４、one；

　　　　　　吸って１、２、３、４、

　　　　吐いて 1 、 2 、 3 、 4 、 two ；

one は 1 回目を示し、繰り返す 2 回保健、〜 9 回治
療。

戻り、吸って 1 、 2 、 3 、 4 、

　　　　吐いて 1 、 2 、 3 、 4 、 5 。

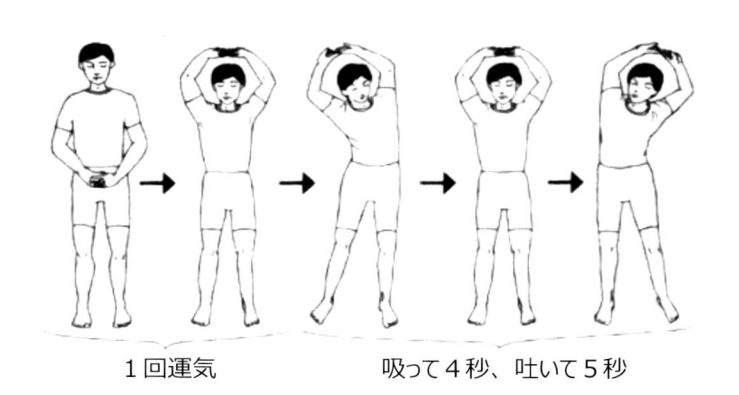

　　　1 回運気　　　　　　　吸って 4 秒、吐いて 5 秒

　　貫気の時、行気功法を加えての**動作、呼吸、瞑想の行気
同調表は以下のようになる。**

動作	体を右から左に振る	体を左から右に振る
呼吸	吸って 4 秒	吐いて 5 秒
瞑想	外気が内、外労宮、百会から体内に入る	任脈に沿って下丹田に流れ込む
気感	百会から下丹田まで気が流れていることを感じる	

　行気によって、経脈中の内気の流れが促進され、経脈が活性化しやすくなり、全身の体質が改善され、目の治療効果が得られます。貫気のときに行気を操作すると、外気を大量に摂取して下丹田に蓄積することができる。

第２功法　導気（どうき）

　小周天循環活性化を促進する重要な功法。小周天循環は12経脈と繋がっているため、小周天循環が活性化すると、12経脈が活性化し、効率的で、外気を豊富にし、体全体に元気を齎した。**尚、修練する前先ず、動画を見た後、理解しやすくなる。**

功法：

(a)　運気の動作を継続して、両手を組んで足まで押し込み、４秒間吸って、さらに、両手をゆっくり水平に上げ、５秒間吐く。

　　動作、呼吸、瞑想は下記行気同調表のように行う。

動作	両手を組んで足まで押す	両手をゆっくり水平に上げる
呼吸	４秒間吸って	５秒間吐いて
瞑想	内気が下焦から出て会陰を経由して命門へ	脊中を経由して脳戸へ

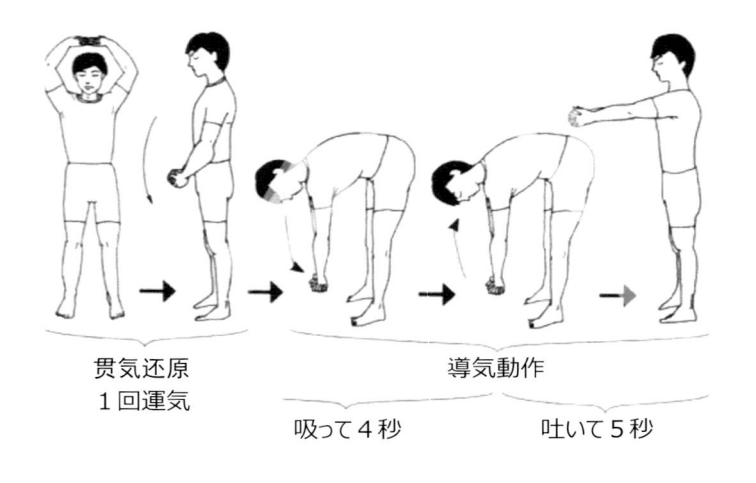

貫気还原
1回運気

導気動作

吸って４秒　　　　　吐いて５秒

(b) 続いて両手をゆっくり胸まで移動しながら４秒間
吸って、両手をゆっくりと下丹田まで下げながら、
５秒間吐く。繰り返す２回保健、〜９回治療。

動作、呼吸、瞑想は下記行気同調表のように行う。

動作	両手をゆっくりと胸まで移動する	両手をゆっくりと下丹田まで下げる
呼吸	４秒間吸って	５秒間吐いて
瞑想	百会を経由して膻中へ	気海を経由して下焦に戻る

号令：導気

　　吸って1、2、3、4、吐いて1、2、3、4、5；

　　吸って1、2、3、4、吐いて1、2、3、4、one；

　　（2回運気）

　　吸って1、2、3、4、吐いて1、2、3、4、5；

　　吸って1、2、3、4、吐いて1、2、3、4、two。

　　（2回運気）

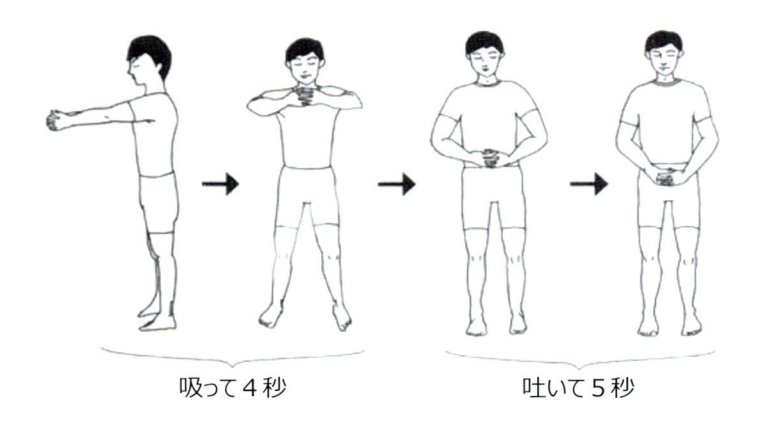

吸って4秒　　　　　　　　吐いて5秒

第3功法　　循気

　　14経脈は頭から足まで全身に行き渡っているが、首、腰、膝、指などでは人体の構造上、経脈内の内気の流れに影響を与えるため、循気功法ではこれらの影響を改善し、効率的に外気を豊富にさせることを促します。

あたままわ
(a) 頭回し

功法：基本姿勢をとり、両手を腰に当て、頭を後傾させ、右から左にゆっくりと回転させながら4秒間吸って、頭を前傾させ、左から右にゆっくりと回しながら5秒間吐く。繰り返す2回保健、～9回治療。逆方向、動作は同じです。

動作、呼吸、瞑想は下記行気同調表のように行う。

動作	頭を後傾させ、右から左にゆっくりと回転する	頭を前傾させ、左から右にゆっくりと回転する
呼吸	4秒間吸って	5秒間吐いて
瞑想	右太陽→右晴明→左晴明→左太陽	左太陽→左晴明→右晴明→右太陽

号令：頭回し、

　　　正、吸って1、2、3、4、

　　　　　吐いて1、2、3、4、one；

　　　　　吸って1、2、3、4、

　　　　　吐いて1、2、3、4、two；

　　　逆、吸って1、2、3、4、

　　　　　吐いて1、2、3、4、one；

　　　　　吸って1、2、3、4、

　　　　　吐いて1、2、3、4、two。

⒝ 腰回し

功法：基本姿勢をとり、両手を腰に当て、上半身が右から
　　　　左にゆっくりと回転する時に4秒間吸って、上半身
　　　　を左から右にゆっくりと回す時は、5秒間吐く、繰
　　　　り返す2回保健、〜9回治療。逆方向、動作は同じ
　　　　です。

　　　　動作、呼吸、瞑想は下記行気同調表のように行う。

動作	上半身を右から左に　ゆっくりと回転する	上半身を左から右に　ゆっくりと回転する
呼吸	4秒間吸って	5秒間吐いて
瞑想	右環跳→長強（督脈）→左環跳	左環跳→気海（任脈）→右環跳

号令：腰回し、

　　　　正、吸って1、2、3、4、
　　　　　　吐いて1、2、3、4、one；
　　　　　　吸って1、2、3、4、
　　　　　　吐いて1、2、3、4、two；
　　　　逆、吸って1、2、3、4、
　　　　　　吐いて1、2、3、4、one；
　　　　　　吸って1、2、3、4、
　　　　　　吐いて1、2、3、4、two。

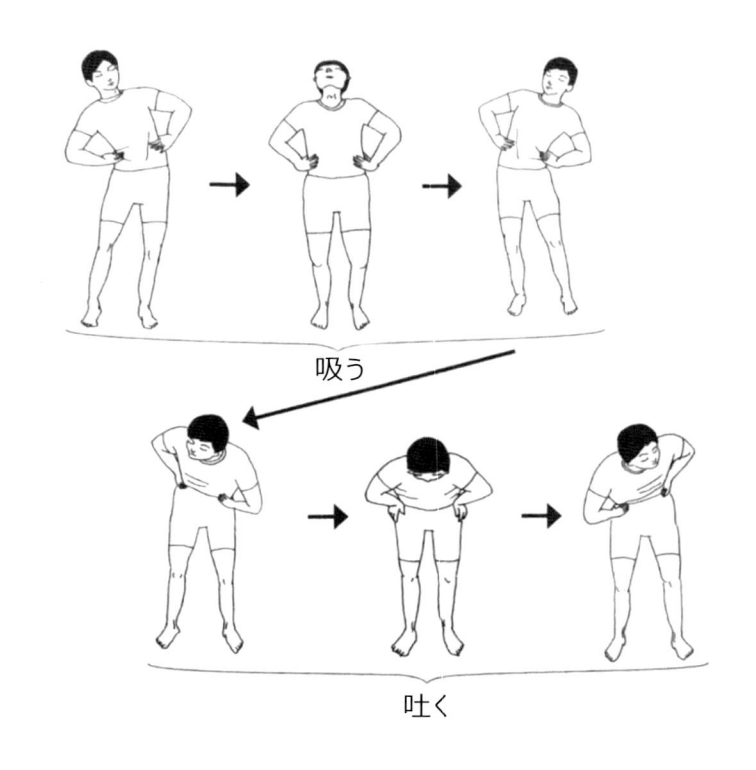

吸う

吐く

<ruby>膝<rt>ひざまわ</rt></ruby>

(c) 膝回し

功法：基本姿勢をとり、両足を揃えて、お尻を締め、膝を
少し曲げ、両手の平を膝に置き、両膝を右から左ま
で、9回回しながら吸って：前4回吸い、後5回吐
く。尚、逆で両膝を左から右まで9回回しながら
吸って：前4回吸い、後5回吐く。

前4回転、4秒×2を吸い、後5回転で5秒×2を吐く。

動作、呼吸の両者は下記同調表のように行う。

動作	両膝は右から左に9回回す	両膝を左から右に9回回す
呼吸	最初の4回で4秒×2、後の5回で5秒×2	最初の4回で4秒×2、後の5回で5秒×2

号令：膝回し、

　　　正、吸って1、2、3、4、吐いて1、2、3、4、5；

　　　逆、吸って1、2、3、4、吐いて1、2、3、4、5。

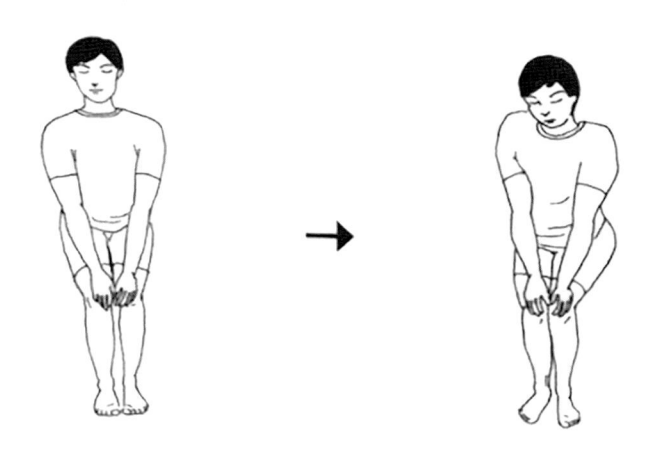

(d) 指曲げ（ゆび）

　両手には６分の１のツボがあり、指を曲げた後、外気の摂取を加速させたり、経絡を疎通させたり、目の機能を改善したりするなどの効果がある。

功法：基本姿勢をとり、両手の平を開き、南に向け、両手を同時に９回指曲げ：最初に４回曲げながら、４秒間吸って、後に５回曲げながら、５秒間吐く。
　　　親指→小指→中指→人差し指→薬指の順で行う。
　　　動作、呼吸の両者は下記同調表のように行う。

動作	前４回の指曲げ	後５回の指曲げ
呼吸	４秒間吸って	５秒間吐いて

号令：指曲げ（ゆび ま）

　　　親指、吸って１、２、３、４、
　　　　　　吐いて１、２、３、４、５；
　　　小指、吸って１、２、３、４、
　　　　　　吐いて１、２、３、４、５；
　　　中指、吸って１、２、３、４、
　　　　　　吐いて１、２、３、４、５；
　　　人差し指、吸って１、２、３、４、
　　　　　　　吐いて１、２、３、４、５；
　　　薬指、吸って１、２、３、４、
　　　　　　吐いて１、２、３、４、５。

　築基功内収が終わったら、一度総合放松して基本姿勢に
戻る（放松状態）。

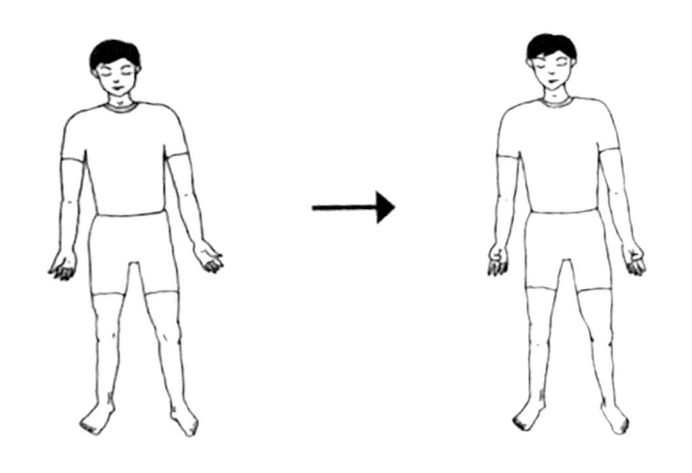

説明：築基功内収のトレーニングを受けた後、内気が徐々
　　　に増加して、14経脈の活性化が改善されて、真剣
　　　に三きまりを堅持すれば、元気が十分感じられま
　　　す。

築基功－収功（しゅうこう）

　築基功のすべての動作が終わった後、"気"は全身に分
布しておりますので、これらの"気"を丹田（臍）に蓄え
ることが収功の目的である。

功法：基本姿勢をとり、手の平を上に向け、指先を向かい
合わせ、胸の前に上げ、手の平を返し、1回運気を
する。両手をゆっくりと丹田まで下げて、手の平を
返し、1回運気をする。
動作、呼吸、瞑想は下記行気同調表のように行う。

動作	両手を胸の前まで上げて両手の平を反転させて下向きにする	ゆっくりと下丹田に移る
呼吸	1回運気	1回運気
瞑想	内気が百会から上丹田に集まる	ゆっくり、下丹田に集まる

号令：収功

吸って1、2、3、4、吐いて1、2、3、4、5；
吸って1、2、3、4、吐いて1、2、3、4、one
（2回運気）
吸って1、2、3、4、吐いて1、2、3、4、5；
吸って1、2、3、4、吐いて1、2、3、4、two
（2回運気）

収功が終わったら、一度総合放松、基本姿勢に戻る（放
松状態）。
最後に目を開けて、遠くを眺めて、前に3歩進んで、
1、2、3、自然の恵みに感謝して、一礼を述べる。築基

功修練時間は約15分である。

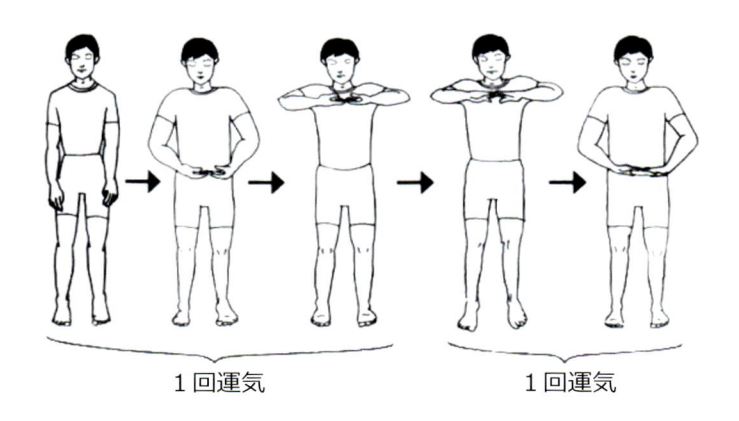

1回運気　　　　　1回運気

II-3　一生できる気功術 — 築基功

⒜ 人生100年時代に相応しい気功術

　2016年、ある青年政治家の会議で、"人生100年時代"という概念が初めて提唱され、その後、神奈川県は「人生100歳時代」を掲げ、様々な政策の協力のほか、個人の食、運動、社会活動に重点を置いた。そのため、社会には様々な生涯活動体操が生まれた。築基功には以下の特徴がある。

　①**安全性**　操作時、両足を動かさない（転倒しにくい）、活動範囲が少なく、屋内でいつでも練習できる。
　②**利便性**　気功呼吸＋簡単な肢体活動、全ての操作で椅

子に座って練習できる（疲れにくい）、高齢でも楽にできる。

③**随意性**　動作回数、築基功－疎通・内収、組み合わせは随意。全部練習してもいいし、一つだけ練習してもいい。

④**築基功**　道教が信徒の健康と長寿のために開発した築基功は、他のリハビリ気功の基礎であり、生まれつきの生涯活動型の意味がある。

⑵　**座式築基功、躺式築基功**

①座式築基功

高齢者は毎朝起きた後の健康状態が違いますが、これが内気の状態と関係があり、内気の流れが不暢かつ不足の時、体力が衰弱して疲労感がありますので立式築基功ができなくなります。疲労感のために修練しないならば、気の状態を改善できないので、ずっと疲労感が続きます。兎に角、毎日食事するように、毎日修練しなければなりません。そのため、立式築基功をできない時、座

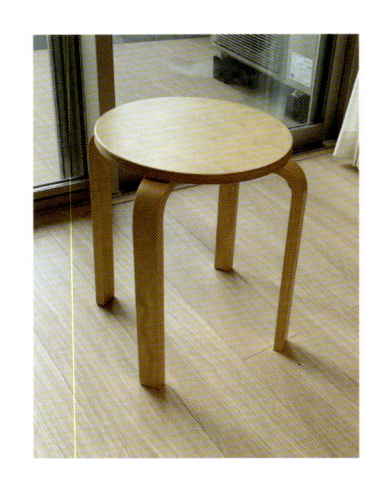

式を練習してください。もし座式修練の椅子（ホームセンターで売っています）があれば、毎日築基功を修練できると思います。尚、病後の原因で、前述の立式築基功を修練できない時、座式築基功を修練すれば、立式築基功の健康効果を同じく齎すと思います。そのため、背、手すりなしかつ四脚安定の椅子（前頁写真）を用意してください。尚、車椅子、杖等の利用者が、座式築基功の修練も可能になり、ぜひ利用して下さい。

　立式築基功のほとんど功法は座位で修練できますが、以下のように行っていきます。

●座式築基功－準備

　立式築基功と同じように修練できます。

　基本姿勢放松功：イラスト参考

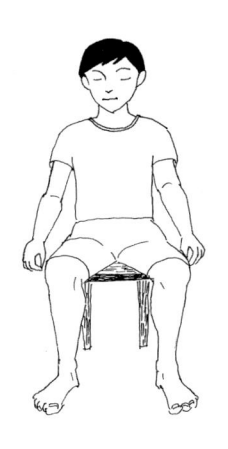

●築基功－疎通

第1功法：手回し、立式築基功と同じように修練でき
ます。

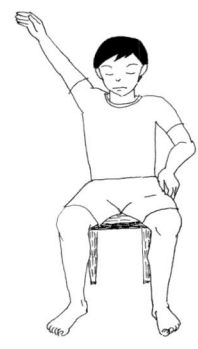

第2功法：前後叩き、肩・背骨、胸・腰椎等。修練は
立式築基功と同じようにできますが、**付け根・尾骨**の
時は、座位を後ろに少々移動すると操作できると思い
ます。

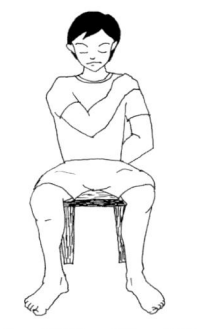

肩・背骨、胸・腰椎

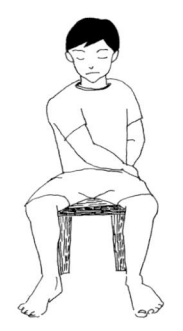

付け根・尾骨

第３功法：両側叩き

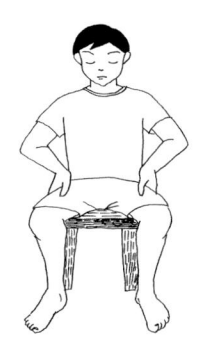

第４功法：洗い、立式築基功と同じように修練できます。

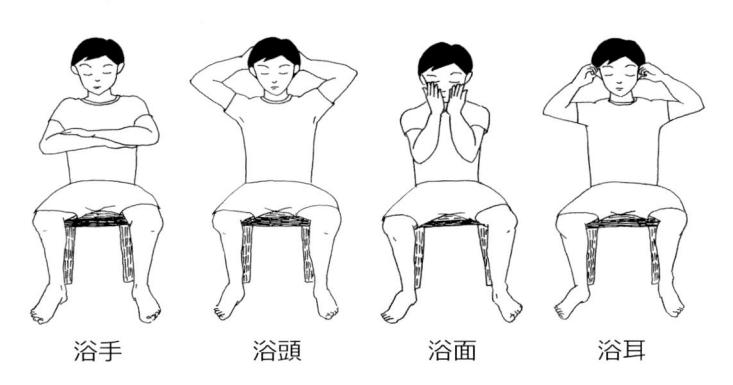

浴手　　　　浴頭　　　　浴面　　　　浴耳

●築基功－内収の三功法：貫気、導気、循気、

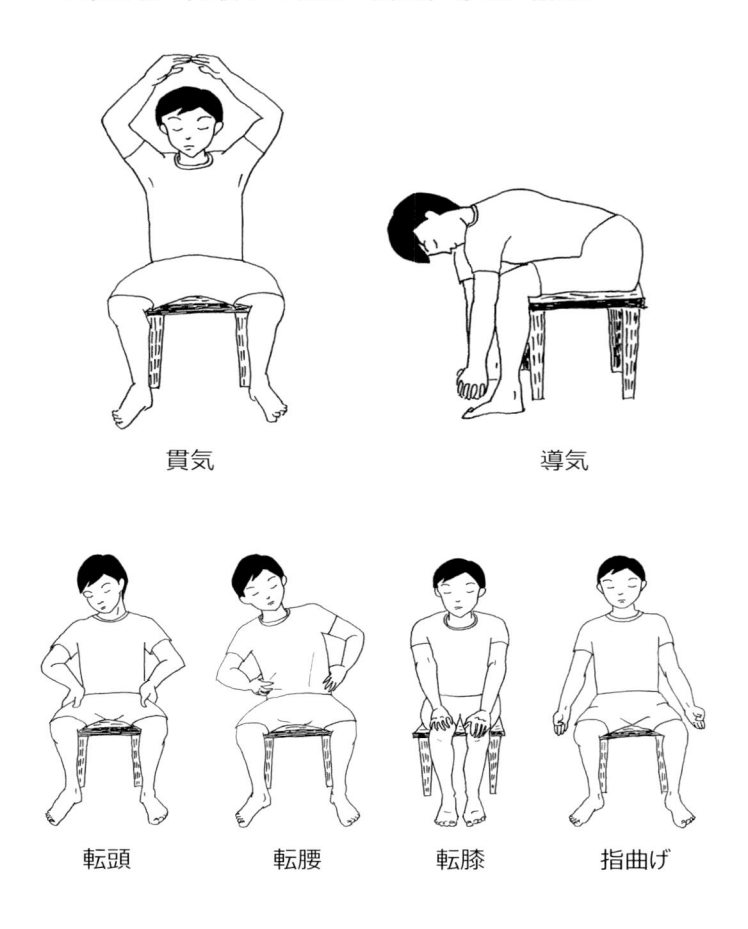

貫気　　　　　　　　　　　導気

転頭　　　　転腰　　　　転膝　　　　指曲げ

及び**収功**、立式築基功と同じように修練できます。

②躺式築基功

　誰でも、一般に人生の終点までには必ず寝たきり時期が
ありますが、もし体力に余裕があれば、躺式築基功の修練
を推奨します。躺式築基功というのはベッドに寝た状態で
築基功を修練することです。ベッドに寝た状態でいろいろ
な功法で内気の流れをスムーズにし、内気を豊かにするこ
とができるのです。躺式築基功全体の構成は立式築基功と
同じ、築基功－準備、疎通、内収、収功からなり、寝た状
態でできない功法を除いて、寝た状態に相応しい５：４数
息呼吸法、行気功法を増やします。

●築基功－準備

　基本姿勢が立式築基功と類に、**体**を仰向けて寝た状

態で、**頭**を天井に向け、目
を軽く閉じ、口を閉じたま
ま、舌先を前歯の後ろに軽
く当てる。**肩**がリラックス
して両手が体の両側に置
き、親指と人差し指で円環
をつくり、**背骨**を伸ばし、
胸を張る、足間同肩。

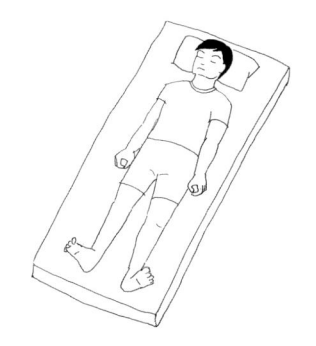

放松功で５：４数息呼吸法を主として９回以上呼吸し
てください。前述（I-4）②の気功のきまり二により、
数息呼吸はとても素晴らしい健康効果（陰陽調整、放

松状態＝健康状態）を簡単に齎す（どこでも、何時でも）有効な保健方法ですから。

● 築基功－疎通
第１功法：手回し、立式築基功と同じ。

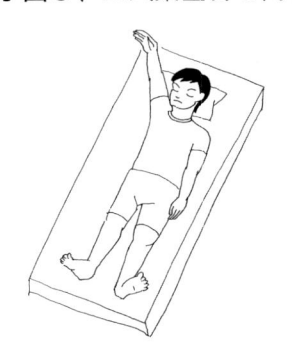

第２功法：ツボ叩き、立式築基功と同じ。背部のツボを叩かないため、体の正面にあるツボだけを叩きます。
(a)肩（肩井） (b)胸（膻中） (c)付け根（環跳）

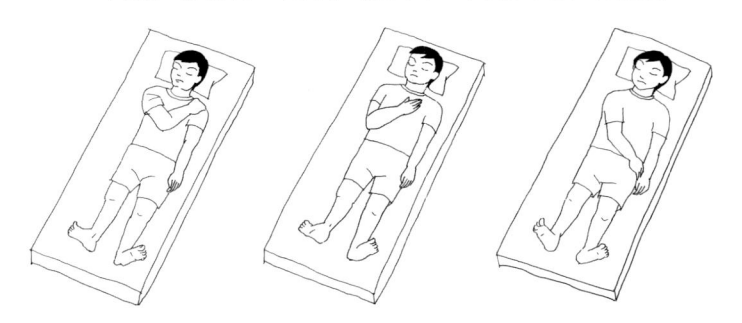

第3功法：足両側叩き、足曲げで叩く。

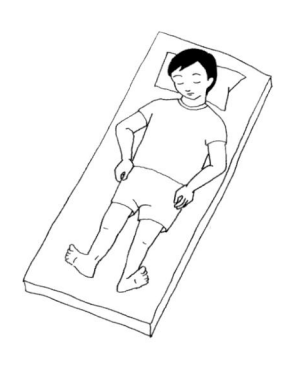

第4功法：洗い、立式築基功と同じ。浴頭、浴頸は立式洗いと同じ。

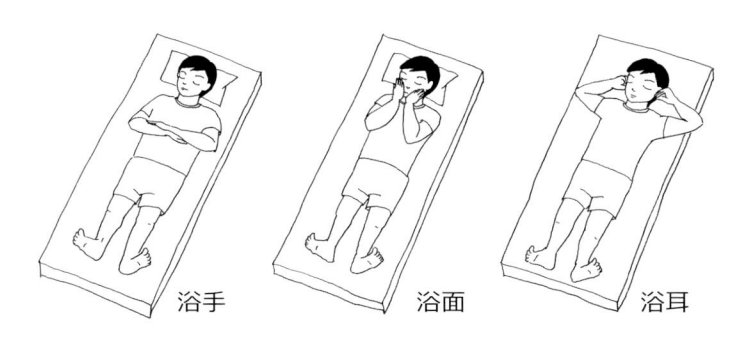

浴手　　　　　浴面　　　　　浴耳

●築基功－内収

第１功法：貫気（かんき）　貫気姿勢を取り（イラスト参考）、立式築基功と同じ、行気同調表の通り。

動作	体を右から左に振る	体を左から右に振る
呼吸	吸って４秒	吐いて５秒
瞑想	外気が内、外労宮、百会から体内に入る	任脈に沿って下丹田に流れ込む
気感	百会から下丹田まで気が流れていることを感じる	

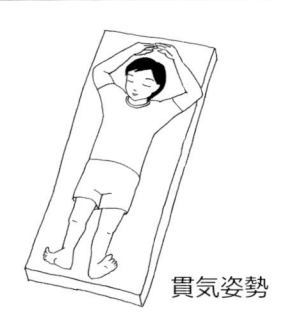

貫気姿勢

第２功法：頭回し（あたまままわし）　立式築基功と同じ。

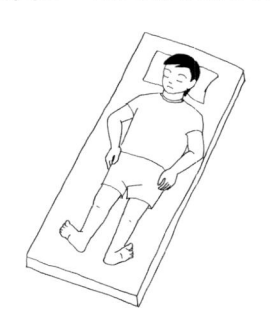

第3功法：指曲げ（ゆびまげ）　立式築基功と同じ、違うところは下記の行気同調表の通り。

動作	前4回の指曲げ	後5回の指曲げ
呼吸	4秒間吸って	5秒間吐いて
瞑想気の流れ	膻中（だんちゅう）から腋窩（えきか）（両側）まで	腋窩（えきか）から掌心（しょうしん）（労宮）まで
気感	"気"が膻中（だんちゅう）から掌心（しょうしん）まで流れている感じ	

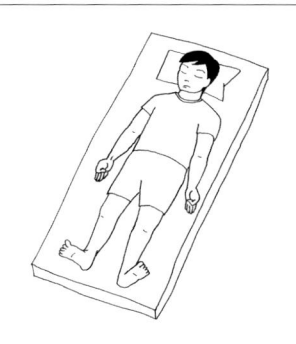

第4功法：指圧五心（しあつごしん）　指圧：中指で、ツボを押しながら5：4数息呼吸し、吐5秒の時、最高まで圧力をかけ、吸4秒の時、最低まで、圧力を減らす。
ツボ順：頭頂（とうちょう）（百会（ひゃくえ））、みぞおち（膻中（だんちゅう））、掌心（しょうしん）（労宮（ろうきゅう））、臍（へそ）（気海（きかい））、足裏（あしうら）（湧泉（ゆうせん））

収功：立式築基功と同じ、本書 p. 59参考、違うところは次頁の行気同調表の通り。

動作	両手を胸の前まで上げて両手の平を反転させて下向きにする	ゆっくりと丹田に移る
呼吸	1回運気	1回運気
瞑想気の流れ	内気が百会から眉間（みけん）（上丹田）に集中	内気がみぞおちから臍下の指三本のところ（丹田）に集中

第5功法：足上げ 数息5：4呼吸をしながら足上げする、繰り返し9回、下記の同調表の通り。

動作	足を最高まで上げ	足を戻す
呼吸	4秒間吸って	5秒間吐いて

第6功法：指圧功法（しあっこうほう） ツボ押し（写真参考、お土産のお店が販売している）が六個突起あり、両手でツボ押しを握ると、常に五個突起が手掌にあるツボ（手掌の指の関節にたくさんのツボがある）を圧迫している。それから、指圧（握ると、5：4数息呼吸し、吐5秒の時、秒の間、最高まで圧力をかけ、吸4秒の間、最低まで、圧力を減り）して健康の効果を齎せます。

II-4　スマホ"築基功 ─── 一生できる気功術"道場 LINEの実践

道場宗旨：

- ==スマホで==築基功を修練：道場の全活動：知識授業、動画観覧、独学資料、問題答疑、修了評価、修了後の交流等は全てスマホより完成する。（https://fumimasa4484.jp/index/）

- ==独学==アカウント：LINEにより、アカウント"スマホ築基功 ─── 一生できる気功術　道場LINE"を登録し、すべての関係資料を調べます。

- =="築基功 ─── 一生できる気功術"動画==：道場の会員はスマホから、"築基功 ─── 一生できる気功術"の動画（字幕、動作、号令を同時収録した気功動画）をもらえ、正確かつ自身で、"築基功 ─── 一生できる気功術"を身に付けます。

- ==LINE==により指導：LINEのIT技術により、質問指導、修了評価、"築基功 ─── 一生できる気功術学習群"で、修了後の継続交流等活動が簡単に行えます。

- 1カ月==修了==：
  - ⒜教学時間：スマホ・PPTにより、知識の教授：1週1時間 / 4週完成。
  - ⒝教学内容：第1週教授内容：気功基礎知識 1 〜 6 （道教と気功、"気"学説、経絡・穴位学

説、"気功"の意義、鍛"気"活動、築基
功−準備、疎通）。

第 2 週教授内容：気功基礎知識 7 〜 9
（体操と気功の区別、気功三きまり、気功
効果の研究；築基功−内収、収功）。

第 3 週教授内容：築基功 ── 一生できる
気功術。

第 4 週教授内容："築基功 ── 一生できる
気功術"動画により、修練の実践。

(c) **教学資料：会員に提供**

  ＊『築基功 ── 一生できる気功術』（東京図
  書出版）

  ＊"築基功 ── 一生できる気功術"字幕添
  付の動画

  ＊ PPT 授業の原稿

(d) **修了順序：** ＊評価：自由で、自己の修練動画を提出
  し、一人ひとりにより評価、**修了指導
  書**を発行

  ＊**修了証**を授与

(e) **修了後の連絡：**"築基功 ── 一生できる気功術学習
  群"を設立

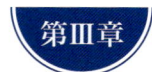

第Ⅲ章　附録：リハビリ気功（きこう）

III-1　眼のリハビリ気功

■眼のリハビリ気功の構成

　即、眼のリハビリ気功＝築基功＋眼康復功法＋収功

　"眼のリハビリ気功"は"気"で眼機能、眼病を改善する方法を教授します。眼康復功法は眼操（がんそう）、立功（りっこう）、揉目（じゅうもく）、貫目（かん）（もく）の四つがあり、その修練は必ず築基功－疎通、内収の修練後、行います。その時、充足かつ流れが良い"気"の状態で、眼康復功法により、眼に対して実施した諸刺激をよく感じて眼の康復の目的を齎しました。

1　眼康復功法

第1功法　眼操

　眼の周りにいろいろなツボがあり、これらのツボは内気の流れに不良な障害があり、前もって、これらを疎通し、これらのツボを通過した経脈の活性化を促進することで、眼康復功法の実施にもっと有効になります。重要なツボは後述五つ、詳細な位置は参考附図1を参照してください。

●**攢竹**（膀胱経、眉内端眉骨）

功法：基本姿勢、指圧（中指で、ツボを押しながら5：4数息呼吸し、吐5秒の時、最高まで圧力をかけ、吸4秒の時、最低まで、圧力を減らす）。

号令：攢竹、指圧

　　　　　正（右）吸って1、2、3、4、

　　　　　　　　　吐いて1、2、3、4、5。

　　　　　逆（左）吸って1、2、3、4、

　　　　　　　　　吐いて1、2、3、4、5。

●**晴明**（膀胱経、眼内端凹処）

功法：基本姿勢、指圧（中指で、ツボを押しながら5：4数息呼吸し、吐5秒の時、最高まで圧力をかけ、吸4秒の時、最低まで、圧力を減らす）。

号令：晴明、指圧

　　　　　正、吸って1、2、3、4、

　　　　　　　吐いて1、2、3、4、5。

　　　　　逆、吸って1、2、3、4、

　　　　　　　吐いて1、2、3、4、5。

●**太陽**（胆経、眼外側凹処）

功法：基本姿勢、指圧（中指で、ツボを押しながら5：4数息呼吸し、吐5秒の時、最高まで圧力をかけ、吸4秒の時、最低まで、圧力を減らす）。

号令：太陽、指圧

　　　　　正、吸って1、2、3、4、

　　　　　　吐いて1、2、3、4、5。

　　　　逆、吸って1、2、3、4、

　　　　　　吐いて1、2、3、4、5。

● **承泣**：（胃経、瞳孔真下方と眼框骨交点）

　功法：基本姿勢、指圧（中指で、ツボを押しながら5：
　4数息呼吸し、吐5秒の時、最高まで圧力をかけ、吸4
　秒の時、最低まで、圧力を減らす）。

　号令：承泣、指圧

　　　　正、吸って1、2、3、4、

　　　　　　吐いて1、2、3、4、5。

　　　　逆、吸って1、2、3、4、

　　　　　　吐いて1、2、3、4、5。

● **四白**：（胃経、承泣の正下方に半指の処）

　功法：基本姿勢、指圧（中指で、ツボを押しながら5：
　4数息呼吸し、吐5秒の時、最高まで圧力をかけ、吸4
　秒の時、最低まで、圧力を減らす）。

　号令：四白、指圧

　　　　正、吸って1、2、3、4、

　　　　　　吐いて1、2、3、4、5。

　　　　逆、吸って1、2、3、4、

　　　　　　吐いて1、2、3、4、5。

上述の五つの指圧を**健目5指圧**といい、類似のものに**健
身5指圧**がある：百会（頭心）、膻中（胸心）、労宮（手
心）、気海（腹心）、湧泉（脚心）。

●眼球回し：（肝経）

功法：両手を腰側に置く。

眼球時計回り2回順：真上→右→真下→左→真上。

動作	眼球を真上→右→真下の順で回す	眼球を真下→左→真上の順で回す
呼吸	吸って4秒	吐いて5秒

逆時計回り2回順：真上→左→真下→右→真上、同様。基本姿勢に戻りながら心を込めて1回運気する（放松状態）。

号令：眼球回し

　　　　　正、吸って1、2、3、4、

　　　　　　　　吐いて1、2、3、4、5。

　　　　　逆、吸って1、2、3、4、

　　　　　　　　吐いて1、2、3、4、5。

説明：上述五ツボの位置は全て眼を囲む骨の際或いは外にあるが、ツボを押す時、眼を触ることは絶対ありません。各ツボの位置は附図1を参考にして自己確認してから、眼操を行ってください。

第2功法　立功

立功姿勢：両踵外展、両手を前に向こう水平に置き、お尻を締めて舌で上顎に触れ、親指を前へ向け、他の四指を天上へ向ける。

功法：基本姿勢をとりながら、立功姿勢を取る。それから内向状態で、3回（保健〜治療36回）運気する。その後、手の平を反転し、ゆっくり下に向け下丹田に至り、基本姿勢に戻り、動作、呼吸、瞑想は下述の同調表により、行う。

動作	立功姿勢	
呼吸	吸って4秒	吐いて5秒
瞑想	外気が外労宮、瞳孔を経由して黄斑へ	内気が上丹田、瞳孔を経由して黄斑へ
眼の気感	瞳孔、労宮の間、"気"と繋がり、針刺感、黄斑に熱感があり、或は其他	

号令：立功姿勢

　　　　吸って1、2、3、4、吐いて1、2、3、4、❶；

　　　　吸って1、2、3、4、吐いて1、2、3、4、❷；

　　　　吸って1、2、3、4、吐いて1、2、3、4、❸。

　　　　❶1回目の動作。

　その後、基本姿勢に戻りながら、内向状態で、1回運気する。

　　　　吸って1、2、3、4、

　　　　吐いて1、2、3、4、5。

　　　　（放松状態）

第3功法　揉目（じゅうもく）

揉目姿勢：基本姿勢、風船を抱えるように水平まで上げ胸までゆっくり上げる。

功法：揉目姿勢で、両手を開いたり、閉めたりしながら運気します。開の時、息を吸い、閉の時、息を吐き、繰り返し3回（保健〜治療36回）運気する。

その後、基本姿勢に戻りながら内向状態で、1回運気する（放松状態）。

動作、呼吸、瞑想は下記の通り、行う。

動作	揉目姿勢、両手を開く	揉目姿勢、両手を閉める
呼吸	吸って4秒	吐いて5秒
瞑想	内気が内労宮に集中した後、両眼球外側を沿って黄斑へ	内気が同経路を沿って戻る
眼の気感	眼球を揉む感覚、黄斑に熱感があり、或は其他	

重復三次呼吸

号令：揉目姿勢

　　　　吸って1、2、3、4、吐いて1、2、3、4、❶；
　　　　吸って1、2、3、4、吐いて1、2、3、4、❷；
　　　　吸って1、2、3、4、吐いて1、2、3、4、❸。

　その後、基本姿勢に戻りながら内向状態で、1回運気する。

　　　　吸って1、2、3、4、

　　　吐いて１、２、３、４、５。
　　（放松状態）

第４功法　貫目(かんもく)

功法：基本姿勢、両手の平を南に向け、手の平を目の高さまで上げながら息を吸います。続いて前の姿勢に戻りながら３回（保健〜治療36回）運気します。その後、基本姿勢に戻りながら内向状態で、１回運気する（放松状態）。
動作、呼吸、瞑想は下記の通り、行う。

動作	両手の平を目の高さまで上げる	両手の平を前の姿勢に戻す
呼吸	吸って４秒	吐いて５秒
瞑想	外気が労宮を通じて眼球を貫通して黄斑へ	外気が元の通りを返し
眼の感覚	眼球が気により重い圧迫感、黄斑所の熱感、他	

号令：貫目姿勢
　　　吸って１、２、３、４、吐いて１、２、３、４、❶；
　　　吸って１、２、３、４、吐いて１、２、３、４、❷；
　　　吸って１、２、３、４、吐いて１、２、３、４、❸。
　　その後、基本姿勢に戻りながら内向状態で、１回運気する。
　　　吸って１、２、３、４、
　　　吐いて１、２、３、４、５。

（放松状態）

第5功法　収功（しゅうこう）

　全部の気功動作を終えた後、"気"が全身に広がっています。それらエネルギー（"気"）を丹田に集めるのが収功の目的です。

功法：基本姿勢、手の平を上向け、両手を上げ、胸の前に置きながら、1回運気する。続いて両手の平を下に反転して、両手をゆっくりと丹田まで下げながら、1回運気する。

繰り返し3回する。最後、基本姿勢に戻りながら内向状態で1回運気する（放松状態）。

動作、呼吸両者の関係は下記の通り。

動作	両手を胸の前まで上げて両手の平を反転させて下向きにする	ゆっくりと下丹田に移る
呼吸	1回運気	1回運気
瞑想	内気が百会から上丹田に集まる	ゆっくり、下丹田に集まる

号令：収功

　　　　吸って1、2、3、4、吐いて1、2、3、4、5；
　　　　吸って1、2、3、4、吐いて1、2、3、4、one
　　　　（2回運気）

　　吸って１、２、３、４、吐いて１、２、３、４、５；

　　吸って１、２、３、４、吐いて１、２、３、４、two

　　（２回運気）

　収功が完了後、総合放松で、基本姿勢に戻る（放松状態）。

眼のリハビリ気功終了：目を軽く開け、前を向き３歩歩き、遠いところを眺めながら３回運気し、大自然の恵みに感謝して、一礼します。眼のリハビリ気功の修練時間は約20分です。

説明：築基功八功法＋眼康復四功法＋収功は張瓊芳恩師の太極八卦気功になります。

III-2　目のリハビリ初級功法（小学生向け近視改善）

気功の基本知識

●**気**：紀元前２世紀頃、世界最古の専門的な医学書『黄帝内経』には次のように述べられています。

　　「気」は原動力と呼ばれ、人間の体内にも「気」が流れています。体内の「気」がスムーズに流れているときは健康であり、そうでないときは衰えであると言われます。

　　上記の「気」は、伝統的な中国医学と伝統的な気功の最

も基本的な考え方の1つです。

「大気」や「二十四節気」などの名詞における「気」とは、雄大な自然の中で感じることができる力強いエネルギー（森林浴、日光浴、温泉浴などで感じるエネルギーなど）。これらの「気」は、前述した体内の「気」とは大きく異なり、体内の「気」を「内気」、自然界の「気」を「外気」といいます。

●気功：「気功」という単語は、約1500年前の晋の時代（5世紀）に許遜氏が書いた『淨明宗教記』に初めて登場しました。

　健康、長寿を齎せる健康法を示す気功の「功」という字は工（工作）と力（努力）を組み合わせたもので、努力を続けることで優れた成果が得られるという意味で、鍛えることに相当するでしょう。鍛えるとは、何度も繰り返すことで、卓越した成果が得られるという意味です。鍛鉄の意味は高圧、高温などの条件下で、無数の鍛打によって良質な鋼材に鍛え上げる。つまり、気功とは"気"を鍛えることを意味し、長い間、繰り返しの稽古（気功）を経て、優れた気功効果が得られます。前述の健康の意味によれば、「気」を鍛えることの意味は、「内気」の流れをスムーズにさせることで、これが初級気功の意味です。若い生徒が成人より、体内"気"が比較的豊富になるから、築基功−内収の功法が不要になる考えです。初級気功が若い生徒に相

応しい気功法だと思います。

　初級気功を実践すると、体内の新陳代謝を正常にさせ、健康が維持されます。

●**放松状態**：気功を練習するときは、心を込めて気功に集中し、他の雑念を考えないようにすると、放松状態になります。放松状態には免疫力の向上や自律神経の調整などの健康効果があることが数多くの科学実験で確認されています。

　専用の気功動画に心に込めて、号令を聴いて動作、呼吸をすることで、雑念を考えずに気功に非常に集中することができ、放松の状態を達成する効果的な方法です。リラックスした状態（リラックスとは、心や身体の緊張をほぐし、ゆったりくつろぐ状態の事を言います）は、放松状態とも呼ばれます。

●**気功呼吸**：鼻から、４秒間吸って５秒間吐きます。呼吸しながら、呼吸の回数と時間を数えることは**５：４数息気功呼吸**と呼ばれます。数息呼吸を使用することも放松状態を達成するのに役立ちます

第１功法　準備

　気功を始める前に、思惟を集中させて放松状態を養うために、準備功法をしなければなりません。即ち、基本姿勢

と放松功を行う必要があります。放松状態が形成されると、内気の流れが促進され、体力向上、病気の予防と治療、耳と目を明るくする効果があります。

●**基本姿勢**　人差し指と親指で円を作って直立姿勢で、頭からつま先までの5つの重要な部分は次の姿勢を取る。

　　頭：正視、**目**微閉
　　口：微閉、舌抵上顎
　　肩：放松、手下垂（手心向後）
　　背：伸び、胸張る
　　足：足間同肩、十指圧地

功法：基本姿勢をとり
号令：基本姿勢、頭の姿勢、口の姿勢、肩の姿勢、背中の
　　　　姿勢、足の姿勢。
「頭姿勢」を号令するとき、頭の姿勢を瞑想するのは非常に重要です。
すべての気功の動作は基本姿勢から始まり、動作が完了すると基本姿勢に戻ります。

●**放松功**
　日常生活では、体も心も緊張状態にあることが多く、健康にも良くありませんし、気功の練習にも良くありませ

ん。５：４数息呼吸は放松状態を促進できるため、体と心を徐々に放松状態に調整し、次の気功作業の準備をします。

功法：基本姿勢をとり、両手の親指と人差し指で円を作ります。

号令：放松功、（５：４数息呼吸を９回行います）。

　　　　吸って１、２、３、４、吐いて１、２、３、４、❶；

　　　　吸って１、２、３、４、吐いて１、２、３、４、❷；

　　　　吸って１、２、３、４、吐いて１、２、３、４、❾；

　❶は一回目呼吸を示し、操作後、放松状態に到達しやすくなり、リラックスした気分になります。

　終わったら、指輪を解消し、軽く目を開いて基本姿勢に戻ります。

第２功法　疎通
- ●両手回し、本書 p. 38 参考
- ●前後叩き、本書 p. 39 参考
- ●両側叩き、本書 p. 42 参考

第３功法　揉目（じゅうもく）　本書 p. 80 参考

第４功法　貫目　本書 p. 81 参考

第５功法　収功　本書 p. 82 参考

附録：張瓊芳気功大師が主催した気功で近視を治療する記
録（参考文献①のP49〜52）

（I）調査概況

① 調査対象

　上海市瀘閔中学校の学生と個別他校の学生。

男性12名、女性 8 名、合計20名
14歳〜19歳、平均15．8歳
視力最低：0.08、最高：0.8
練習時間最低：半年、最長：7 年

② 治療前の視力状況

視力	0.1 以下	0.1	0.2	0.3	0.4	0.5	0.6〜 0.9	1.0〜 1.5	合計
眼数	2	9	7	6	5	2	9	0	40

③　治療中、視力の変化状況

④	姓名	性別	年齢	病歴年	修錬始日	原視力		修錬回数	修錬後	修錬後
						左	右		左	右
1	張　巍	男	15		1983.10.	0.5	0.6	38	1.5	1.5
2	張　季頻	男	15	2.5	1983.10.	0.3	0.1	31	1.5	1.5
3	顔　銀才	男	17	3	1983.10.	0.4	0.3	42	1.5	1.5
4	李　彤	男	15	5	1983.10.	0.2	0.2	39	1.5	1.5
5	林　奕	男	15	4	1983.10.	0.1	0.1	37	1.5	1.5
6	姚　紅珍	女	15	5	1983.10.	0.1	0.2	30	1.5	1.5
7	成　錦栄	女	15	0.5	1983.10.	0.8	0.6	22	1.5	1.5
8	奚　敏	女	14	1	1983.10.	0.4	0.4	27	1.5	1.5
9	湯　輝菊	女	15	1	1983.10.	0.3	0.2	24	1.5	1.5
10	張　銘	男	15	3	1983.10.	0.1	0.1	42	1.5	1.5
11	欧陽朝暉	男	16	7	1983.10.	0.08	0.1	38	0.9	1
12	徐　雯	女	16	3	1983.10.	0.2	0.2	26	0.8	0.8
13	王　利韋	女	14	2	1983.10.	0.4	0.3	16	0.7	0.8
14	蔡　麗琴	女	15	5	1983.10.	0.1	0.1	29	0.6	0.6
15	周　雪紅	女	15	1	1983.10.	0.2	0.3	17	0.8	0.5
16	戴　行辰	男	15	3	1983.10.	0.5	0.6	38	1.5	1.5
17	朱　新強	男	18	3	1983.10.	0.4	0.6	31	1.5	1.5
18	李　建国	男	19	2.5	1983.10.	0.6	0.6	15	1.5	1.5
19	呉　奮	男	18	2	1983.10.	0.6	0.6	2	1.5	1.5
20	初　険峰	男	19	3	1983.10.	0.3	0.1	17	1.2	1.5

(II) 分析

① 　近視の気功治療は有効率が100％です。

視力増程度	1.0以上増	0.5〜0.9増	0.2〜0.4増	未変化
眼数	20	17	3	0
率	50.00％	42.50％	7.50％	0

② 　原視力が理療効果との関係

原視力が0.5以上の学生は気功修錬後、ほとんど全癒する。原視力が高ければ、理療効果が高になる。

原視力が低い学生は真面目で練習すると、良好の効果を齎せ、全癒も可能です。

原視力	眼数	全癒*1		顕効*2		有効*3		無効	
		眼数	％	眼数	％	眼数	％	眼数	％
0.1以下	2			2	100				
0.1〜0.2	16	11	68.75	3	18.8	2	12.5		
0.3〜0.4	11	7	63.6	3	27.3	1	9.1		
0.5〜0.6	10	10	100						
0.7〜0.9	1	1	100						

*1 両眼が1.5になる。
*2 両眼が0.5〜0.9になる。
*3 両眼が0.2〜0.5になる。

③　病歴が理療効果との関係

近視病歴が短い学生は理療効果が高になる。

病歴年数	眼数	全癒		顕効		有効		無効	
		眼数	%	眼数	%	眼数	%	眼数	%
0.5〜1	10	8	80	1	10	1	10		
1.5〜2.5	8	5	62.5	1	12.5	2	25		
3〜4	14	12	77.7	2	22.3				
5〜7	8	6	75	2	25				

④　修錬回数は理療効果との関係

修錬回数が多ければ、理療効果が高くなる。無論、修錬の質量が重要視です。

修錬回数	眼数	全癒		顕効		有効		無効	
		眼数	%	眼数	%	眼数	%	眼数	%
1〜9	2	2	100						
10〜19	8	4	50	3	37.5	1	12.5		
20〜29	10	6	60	2	40	2	20		
30以上	20	18	90	2	10				

III-3 前立腺リハビリ気功

(a) 経緯

偶発事件：2016年7月区民健診の時、私の前立腺特異指数 PSA 値は4.13で、精密検査（前立腺の14カ所に14本の針を刺して、細胞を取り出して癌の変化がないか検査する、非常に恐ろしい1泊2日入院検査）を受けなければならなかった。そのため、気功の力で PSA を下げる構想が芽生え、華氏小周天気功が効くかどうか実験を始めた。気功2週間後の PSA 値は3.995に下がりました。私の主治医は確認したところ、現在精密検査は必要なく、1年後に PSA を検査してくださいと言って、気功の力で PSA を下げる実験を肯定することと考えています。

初めての実験が成功したのは偶然でしょうか、それとも必然でしょうか？　そのため、私は6年間にわたって**気功の力で PSA を下げる**実験に対して科学的に設計し、細かく操作し、実験結果が満足できるものになった。この6年間の実験の概況を以下に報告する。

年度	健診の PSA 値	気功後 PSA 値	診断
2016	4.13 （2016年 7 月29日　品川区医師会）	1 回目の実験目的：気功後、PSA が下がるか？ 2 週間の気功後：3.995（↓0.135） （16年 8 月30日　関東病院）	精密検査はいらない （NTT 関東病院泌尿器科）
2017	4.10 （2017年 5 月25日　八潮クリニック）	2 回目の実験目的：気功後、PSA が下がるか？ 3 週間の気功後：3.11（↓0.99） （17年 6 月27日　川村クリニック）	慢性前立腺炎精密検査はいらない （NTT 関東病院泌尿器科）
2018	5.07 （2018年 5 月30日　川村クリニック）	3 回目の実験目的：気功後、PSA が下がるか？ 3 週間の気功後：3.68（↓1.39） （18年 7 月23日　川村クリニック）	慢性前立腺炎精密検査はいらない （NTT 関東病院泌尿器科）

2019	6.78 （2019年1月16日　川村クリニック）	4回目の実験目的：気功後、PSA が下がるか？ 6週間の気功後：3.608（↓3.172） （19年3月12日　関東病院）	慢性前立腺炎精密検査はいらない （NTT 関東病院泌尿器科）
2020	19年3月12日～20年3月21日気功を修練していません	5回目の実験目的：健診前、準備気功をして、PSA の上昇を防げるか？ 6週間気功後：3.37 （20年5月5日　川村クリニック）	健診前に準備気功をして、PSA の上昇を防ぐ目的を達成した
2021	20年5月5日～21年4月12日気功を修練していません	6回目の実験目的：健診前、準備気功をして、PSA の上昇を防げるか？ 6週間気功後：3.05 （21年5月11日　川村クリニック）	2回目の健診前に準備気功をして、PSA の上昇を防ぐ目的を達成した
2023	21年11月以降、今まで2年間以上、気功を修練していない	21年11月11日　4.02 22年11月28日　4.40 23年12月5日　4.90 （亀田綜合病院　腎臓内科）	2年半以上、病状安定

■論点

a）高齢者の私は、４年連続で健診のPSA値が４以上で、特に2019年のPSA値は6.78と高く、年々高くなる傾向があり、毎年の精密検査の心配がある。

b）気功の力で、４年連続で毎年PSA値が４以下に下がる。2019年６週間の気功後、6.78から3.608に下がり、最大で3.172下がった。４年間は精密検査不要となった。

c）2020年から、気功の力でPSA上昇傾向を予防する実験が行われた。2020年健診前、６週間にわたる気功後のPSA値は3.37であった。２回目の2021年の健診前には、６週間にわたる気功後のPSA値は3.05であった。だから、長期間にわたって華氏小周天気功修練を続けることで、PSA上昇傾向を予防する目的を達成し、前立腺肥大の排尿障害、頻尿症状を改善することもでき、薬も減った。

d）2021年11月からシニアレジデンスに入居した後、前立腺リハビリ気功を修練していないが、その後の２年間で、３回のPSAの検査を受けており、全て4.0台で、精密検査が必要ないとし、a）のような、毎年の精密検査の心配を改善した。

■推奨事項

　毎日華氏小周天気功（約25分）を堅持することは、PSA値の上昇を防ぎ、前立腺肥大の症状を改善するようになり、フィットネス効果もあり、高齢男性には一石二鳥の有効な健康方法である。

■追記：

　上海第15回国際気功科学シンポジウムの後、浙江中医薬大学の李大慶教授は私と連絡を取って、「前立腺リハビリ気功」を勉強して、彼のPSA値（10.090）を下げることを望んでいます。下記は彼の3年間の気功実験後の効果を述べたもので、参考に供する。

　　李大慶、82歳、大学教授、前立腺炎にかかり、すでに20年余りの病歴があり、普段は頻尿、尿急、尿不全の症状があり、以前は漢方薬、西洋薬を服用していたが、効果は明らかではなく、PSAは不安定であった。2018年6月に大学病院で検査したところ、10.090 ng/mlであり（PSA値が正常人群の正常値の上限は4 ng/mlである）、正常値をかなり超えていた。この時、手術が必要かどうか疑問に思っていた彷徨の中、たまたま、クラスメートの華山（小林誠）さんに会って築基功華氏の小周天気功を紹介してもらい、毎日続けた。午後3〜5時の間に一回この気功を

　して、2018年から2021年まで、3年間、頻尿、尿不全症状が改善され、精神状態全体が以前より向上した。PSA 検査の指標は、2021 年 1 月の大学病院の検査では3.0 ng/ml で、3 年前の 10.090 ng/ml から現在の 3.0 ng/ml に下がり、すでに正常範囲であり、この気功の効果に感謝し、ずっと続けるつもりです。

(b) 華氏小周天（督脈・任脈）行気功法

①小周天循環

督脈：始点が下焦（参考附図１）で、会陰を出て背の中間線に沿って上行し、長強、命門、脊中、脳戸、百会を経て齦交で任脈と会って、終点となる。

任脈：始点が下焦で、会陰を出てお腹の中線に沿って上行し、気海、膻中を経て齦交で督脈と会って、終点となる。

　督脈、任脈により繋がって作った環は**小周天循環**と称す。

　小周天循環において、上述の９つの重要なツボの位置（次頁の小周天循環図、附図１、２を参照）は下述の通り。

齦交：前歯と上唇との結合部、督脈と任脈の交点

膻中：お腹の中線と左右乳頭の連線の交点

気海：臍中央下約三本指の処

会陰：男性の陰嚢の付け根と肛門を結ぶ線の中点

　以上の四つのツボは任脈に属する。

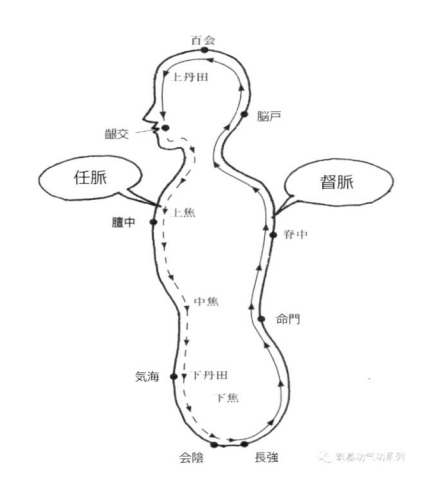

長 強<ruby>ちょうきょう</ruby>：尾骨端と肛門を結ぶ線の中点

命門<ruby>めいもん</ruby>：背骨とウエスト周りの交点

脊 中<ruby>せきちゅう</ruby>：上背部正中線上の<ruby>膻 中<rt>だんちゅう</rt></ruby>との対称点

脳戸<ruby>のうこ</ruby>：後頭部に隆起したくぼみの中心

百 会<ruby>ひゃくえ</ruby>：頭頂部の中心

以上の五つのツボは督脈に属し、その中で、長強、脊中、脳戸の三つのツボは**督脈三関**と呼ばれ、督脈中の内気が流れにくい場所であり、疎通した後、いろいろな病状を改善する。

②華氏小周天功法操作 ── 行気同調表

　小周天功法による動作、呼吸、瞑想行気同調表は小周天功法操作の根拠であり、呼吸の終始、腹部の凹凸状態、瞑想の体内循環のツボ経路などの操作要素を示し、十分理解した上で、具体的な操作に入る。

（i）

動作	座姿勢をとり、両手の位置を固定する（下述附録の逆腹式呼吸を参考）	
1回目の呼吸*	吸って（腹へこむ）；会陰に着いたら吐く	吐いて（腹ふくらむ）；長強に着いたら、吸う
瞑想体内循環	内気が、下焦**から会陰に流れる（任脈）	長強へ流れる（督脈）

（ii）

動作	座姿勢をとり、両手の位置を固定する（下記附録の逆腹式呼吸法を参考）	
2回目の呼吸	吸って（腹へこむ）；命門に着いたら吐く	吐いて（腹ふくらむ）；脳戸に着いたら、吸う
瞑想体内循環	内気が長強から命門に流れる（督脈）	脊中、脳戸へ流れる（督脈）

（iii）

動作	座姿勢をとり、両手の位置を固定する（下記附録の逆腹式呼吸法を参考）	
3回目の呼吸	吸って（腹へこむ）；百会に着いたら吐く	吐いて（腹ふくらむ）；齦交を経て、膻中に着いたら吸う

瞑想体内循環	百会に向かって流れる	齦交（督脈が終わり、任脈が始まる）、膻中へ流れる

(iv)

動作	座姿勢をとり、両手の位置を固定する（下記附録の逆腹式呼吸法を参考）	
4回目の呼吸	吸って（腹へこむ）；気海に着いたら吐く	吐いて（腹ふくらむ）；下焦（前立腺）へ流れる
瞑想体内循環	気海に向かって流れる	前立腺へ流れ、第1回小周天循環が終わった

説明：**吸って**（腹へこむ）、**吐いて**（腹ふくらむ）、**長強（ツボ）**など太い字体を**操作三要素**として、**華氏小周天操作**号令と充てる。

　＊小周天功法の呼吸は逆腹式呼吸法で、気功呼吸法とは異なります。詳しい説明は後述の逆腹式呼吸を参考にしてください。

＊＊下焦について、附図1を参考。

　25回の循環が終わったら、一度総合放松して基本姿勢に戻ります。

③東、西洋文化の縁が結ばれる ── 号令総譜、CD号令

　道教の経験によると、小周天循環功法はゆっくり行うと（1循環時間は1分以上）、同時に循環数が多くなる。普通の行気法では、1分以上の時間の要求により、把握が難しく、道教の要求が実行しにくいことも、小周天功法が普及しにくい重要な原因である。実践した結果、モーツァルトのピアノソナタ第15番ハ長調K545第2楽章（ピアノ：カルメン・ピアツィーニ、5：12）の音楽構造は小周天循環の内容に相応しくなっており、この曲の演奏時間は5分12秒で、小周天5循環が5分12秒で、完成したら、1循環に要する時間は1分以上の要求を満たしていることがわかった。また、モーツァルトの旋律を繰り返すだけで、複数循環も完成しやすい。功法操作を容易にするために、上記の行気同調表の「**吸って（腹へこむ）、吐いて（腹ふくらむ）、長強**などの太い字体」操作三要素に対する号令を歌詞として楽曲総譜に吹き込み、作ったのを**号令総譜**と称し、私が総譜を歌って作ったのを **CD号令**（日本語版、中国語版）と称す。CDにより、指示されたメロディ、歌詞に沿って、功法操作することで、小周天行気の練習をより便利かつ効率的に行うことができます。モーツァルトの旋律を利用して行気号令に合わせることができる小周天功法を**華氏小周天功法**と呼ぶ。

　私の実践によると、この功法を6週間連続（毎回25循環、約25分）で修練して、PSA値を下げる効果が最も高

い。さらに、華氏小周天功法は PSA の値を下げるだけでなく、前立腺肥大排尿障害、頻尿症状を改善することができ、一石二鳥の高齢男性に適した健康法であり、古くから公認されているフィットネス法は長期にわたって修練できる。

モーツァルト研究の第一人者である篠原佳年医学博士は、モーツァルトは天賦の神耳を持ち、普通の人が聞くことのできない宇宙からの天使の世界の音響を聞くことができ、モーツァルトの旋律は不思議な健康要素の魔力を持っていると指摘した。上述の小周天功法号令総譜と小周天功法 CD 号令は西洋音楽の魔力と東洋気功力の天衣とのシームレスな縁が結ばれ、有意義な実践になるだろう。西洋音楽の魔力と東洋の気功力が縁あって結ばれた華氏小周天功法には、次のような効果がある。

＊モーツァルトの旋律は血脈の流通を促す効果があり、小周天循環の疎通を促進しやすい。

＊モーツァルトの固定旋律では、小周天 1 循環 1 分以上の時間要求を満たしやすい。

＊モーツァルトの総譜、小周天号令に沿って操作が進み、気功の集中力を高めやすい。

＊モーツァルトのピアノソナタは、体をリラックスさせ、疲れにくくします。

④逆腹式呼吸

　一般的な生理呼吸は、吸う時に腹に空気を満たしてふくらませ、吐く時に空気を排出して腹部をへこませる、いわゆる**腹式呼吸**です。**逆腹式呼吸**は腹式呼吸とは逆で、吸う時には腹がへこみ、吐く時には腹がふくらむ。逆腹式呼吸は広く用いられている健康増進の医学療法である。

　逆腹式呼吸の場合、意図的に腹をへこませたり、ふくらませたりして、腹腔内の内臓（胃、前立腺など）をマッサージして、内臓の血行を促し、内臓疾患の発生率を抑える効果があります。また、胃腸の動きを促進する効果もあり、消化機能の悪い状態が改善され、消化機能が促進される実感があります。

　健康に良い逆腹式呼吸は、生まれつきできる腹式呼吸と違って、練習を重ねて初めて自分のスキルになります。

【逆腹式呼吸法】

(i)　姿勢：椅子に座る姿勢、行気を操作しやすくするために、右手を腹の上に置き、親指が気海に触れ、小指が下焦（前立腺）に触れ、左手の中指を会陰に触れ、背骨、腰骨を伸ばした状態に保つ。

(ii)　吐くことにより、肺の中の空気を極限まで排出し始める。その後、鼻でゆっくりと吸いながら肛門を持ち上げ、意識的に腹をへこませる。

(iii)　吸うのが限界に達すると、自然にリラックスし、

ゆっくりと吐き、肛門をリラックスさせます。この時、腹がふくらみます（右手有感）。

(ⅳ) (ⅱ)〜(ⅲ)を一回呼吸として、繰り返し行う。

モーツァルトのピアノソナタ第15番ハ長調K545 第二楽章

（モーツァルト全集 CD34⑪より、ピアノ：カルメン・ピアツィーニ、5：12）
総譜（楽曲と呼吸＋行気との合成指令）　2016.10.初稿完成

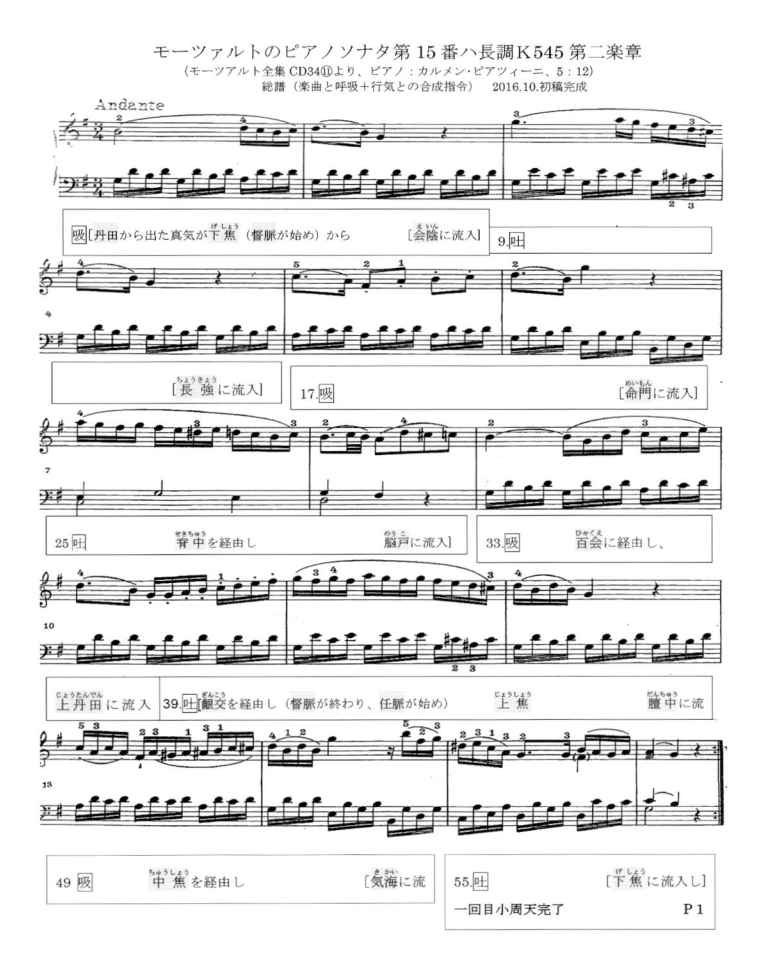

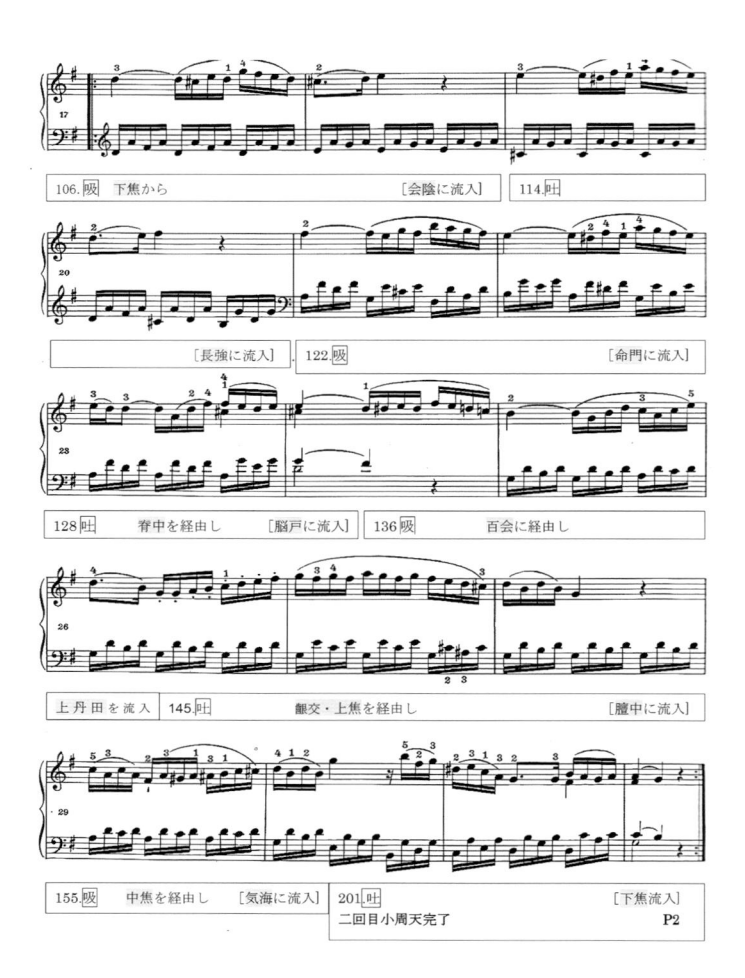

106

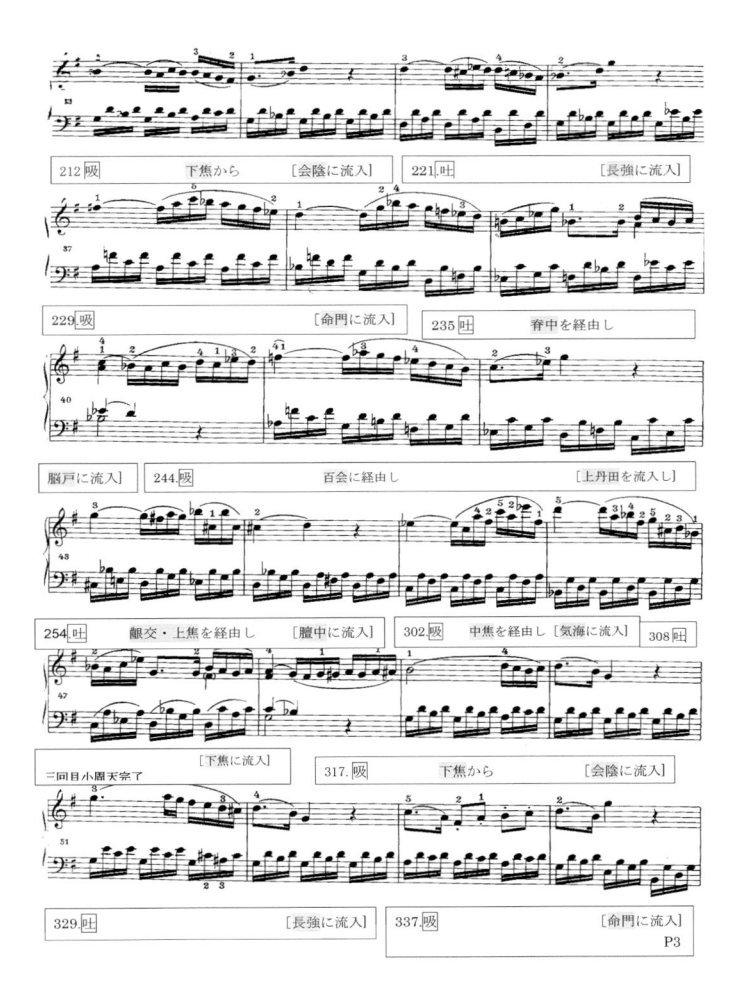

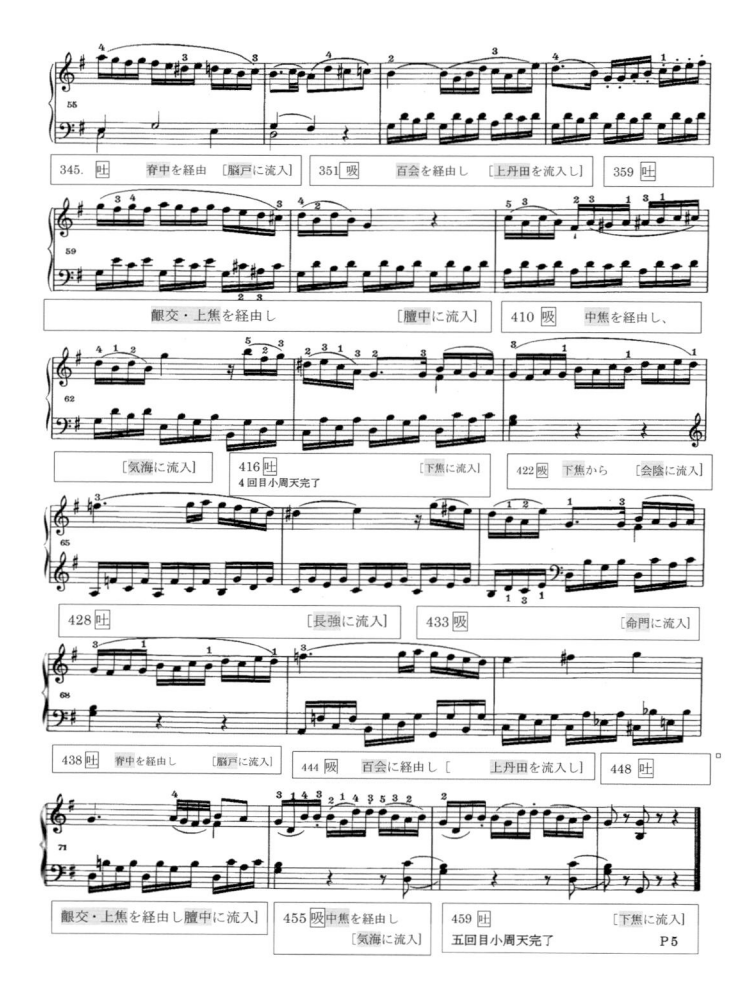

閲讀導引兼後記

(I) 本書は、経絡、ツボの理論が気功理論の基本原則のことを常に堅持しています。

気功理論は経絡、ツボの基礎知識から始まり、気功の定義、さまざまな功法の効果、経絡、ツボとの関係を紹介し、その後、行気の概念、行気医療気功（２種類のリハビリ気功）の実践を導き出し、本書全体のメインテーマになります。

(II) 気功三きまりの運用可能性

気功を練習するときは、気功の三きまりを遵守しなければなりません。そうしないと、普通の体操になります。しかし、気功の三きまりについては、教材を編纂して運用することは困難であり、一般的に気功の本には、これらの原則については詳しく説明されておらず、簡単に述べられているだけです。私は、調息操作では「５：４数息呼吸法」＋同調表、調身操作では「心系一処法」の「聴号令動法」を提唱しています。「心の一箇所に」を提唱しています。この操作を容易にし、内向的な状態になりやすくするために、「字幕、号令、動作三同調」気功動画を作成しました。

(III) 日本の学者河野氏の有名な実験に基づいて、リラックスした状態と内向的な状態の間の密接な相互作用関係

（河野関係）を論じ、経絡、ツボの理論に基づいて、気功と健康の関係を論じます。

IV　私は、古典の「小周天功」の操作に有意義な改善を加え、西洋音楽の魅力と東洋気功の魔法の力をうまく組み合わせて華氏小周天功を創設し、実践することで前立腺特異性指標 PSA 値を下げることに成功した。

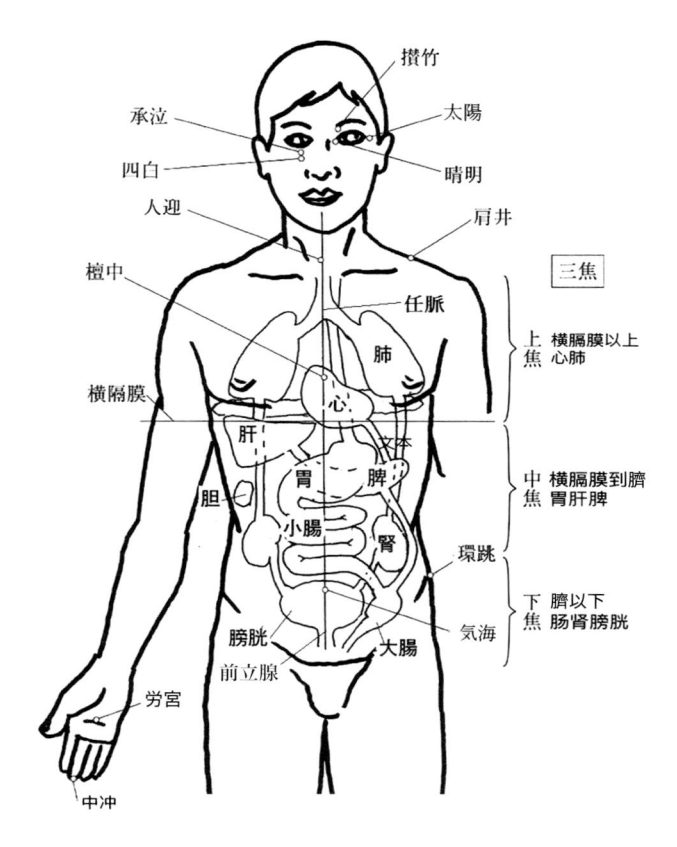

附図 1　12ツボ・任脈兼三焦図

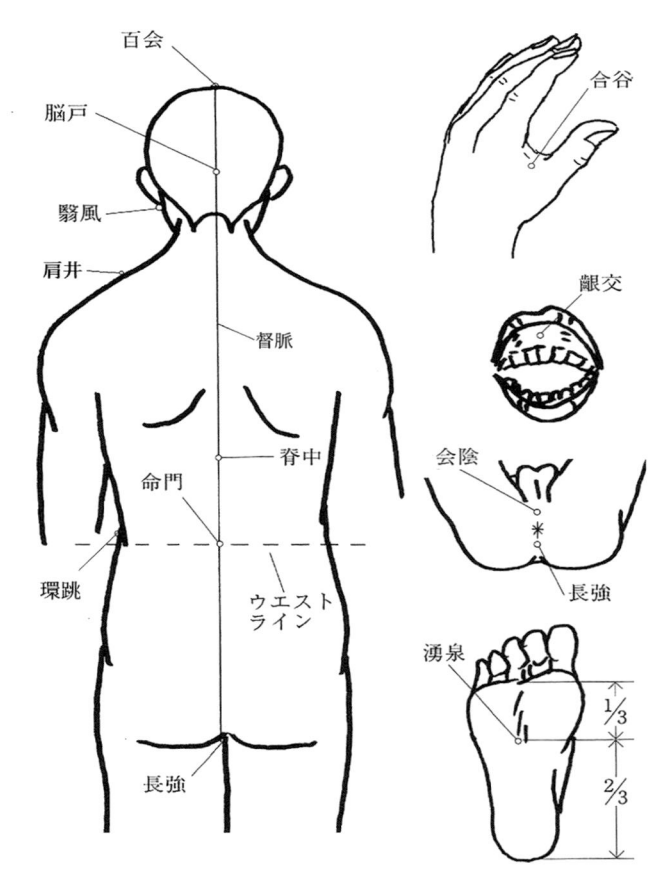

附図2　13ツボ・督脈

参考文献

本書は2023年5月中国、科学文化出版社出版の『築基功医療気功系列』「第Ⅰ章 築基功」を和訳したものです。

①『太極八卦気功与眼病治療』張瓊芳　天津科学技術出版社　1991年6月

②1999年9月6日　日本讀賣新聞　p.12

③『針灸与免疫』駱永珍等　人民衛生出版社　2002年6月

④『中医気功学』劉天君　中国中医薬出版社　2012年8月

⑤『人体の経穴［ツボ］と経絡』守口龍三　株式会社ナツメ社　2014年10月

⑥『体のツボ大図鑑』赤司洋子　株式会社扶桑社　2014年12月

⑦『眼のリハビリ気功』小林誠　株式会社文芸社　2015年11月

⑧『関於中医“気”理念的幾点思考』李小青等　第14届国際気功科学研討会論文　2017年10月

⑨『医療気功二實践 —— 治眼病与降PSA（前列腺特異指数)』第15届国際気功科学研討会論文　p.157　2019年10月

小林　誠（こばやし　まこと）

1939年に上海で生まれ、1963年に復旦大学数学科を卒業し、温州師範大学で教鞭をとり、1981年に助教授に昇進しました。1982年に両親とともに日本に帰国し、1984年に上場企業SOOKIAに入社し、1990年に中国代表として上海に赴任した。突然の黄斑変形性眼病のため、張瓊芳先生に太極八卦功を学び、無事治療されました。恩師に恩返しをするため、絶版となった太極八卦功の復活を決意し、2015年11月に日本で『眼のリハビリ気功』（文芸社）を出版し、2019年の第15回上海国際気功科学シンポジウムでの講演「眼病の治療とPSA（前立腺特異指数）を下げ」、2020年には公開アカウント「築基功シリーズ」が開設され、最初の「スマホ気功道場微信（WeChat）」活動は、2022年に中国、日本、米国で実施され、2023年中国で、『築基功・医療気功系列』を出版した。

小林　純子（こばやし　じゅんこ）

1966年中国温州市生まれ、1982年両親と来日した。1987年に中国銀行東京支店で採用され、財務担当になりました。二児の育児のため、専業主婦になり、育児の二十何年間で、ずっと学校のボランティアとPTA活動を参加しており、今、品川区八潮学園で、アシスタントコーディネーターとして勤務しております。50代になると老眼がどんどん酷くなり、築基功・眼のリハビリ気功を始め、半年後の目の検診でなんと、もともと0.3の視力が0.9になりびっくり。現在、スマホ築基功道場長を務める。

築基功＿＿一生できる気功術

2025年1月5日　初版第1刷発行

著　者	小林　　誠
	小林純子
イラスト	小林未恵
音楽指導	正垣暁美
動　画	小林純正
発行者	中田典昭
発行所	東京図書出版
発行発売	株式会社 リフレ出版

〒112-0001　東京都文京区白山 5-4-1-2F
電話 (03)6772-7906　FAX 0120-41-8080

印　刷	株式会社 ブレイン

© Makoto Kobayashi　Junko Kobayashi
ISBN978-4-86641-793-6 C0077
Printed in Japan 2025

落丁・乱丁はお取替えいたします。
ご意見、ご感想をお寄せ下さい。